I0072483

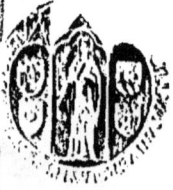

Docteur Georges BOCHKOFF

Contribution à l'étude

de la

Pneumonie

du Sommet

T 97
d
846

MONTPELLIER

GUSTAVE FIRMIN ET MONTANE

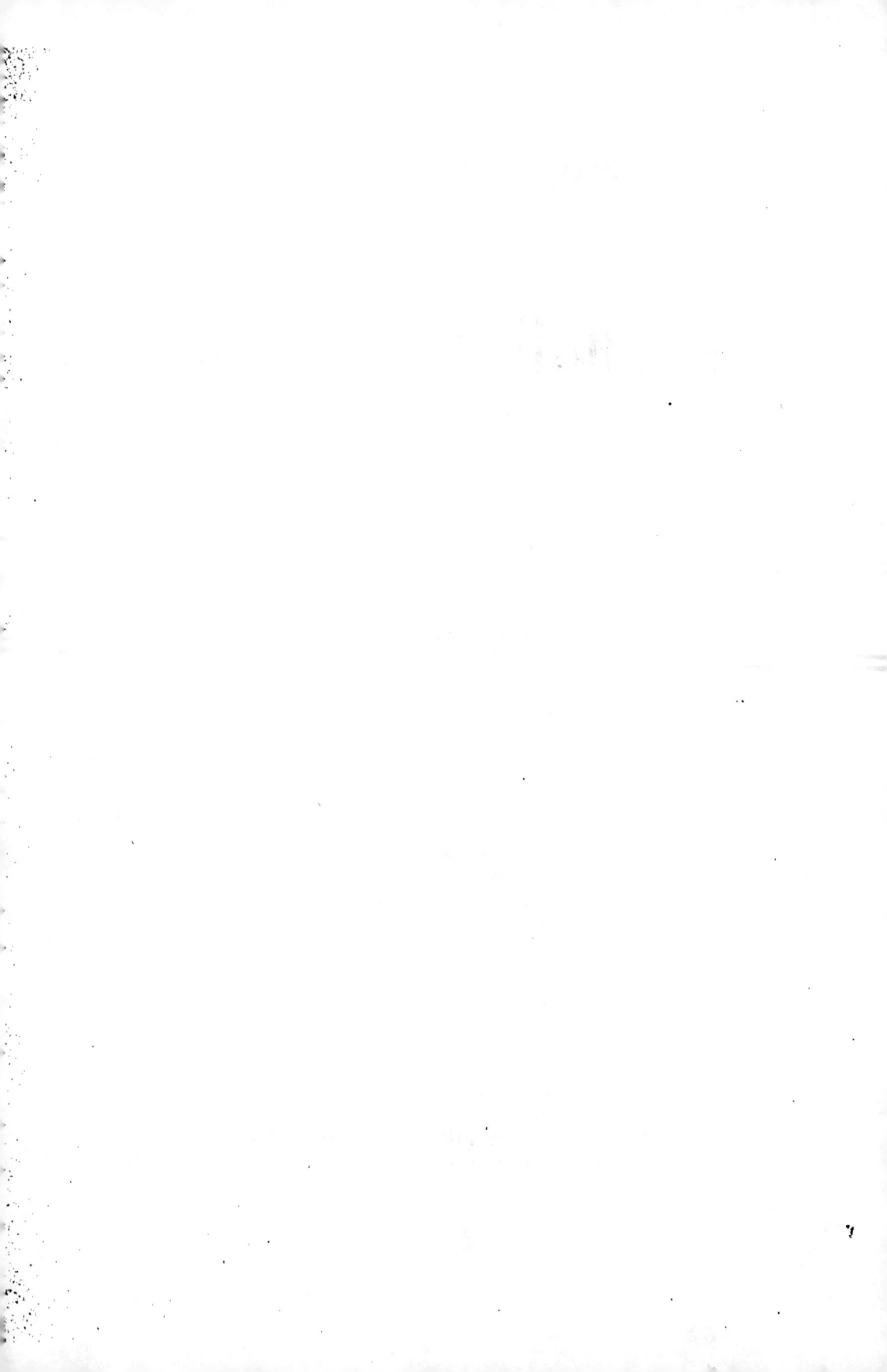

CONTRIBUTION A L'ÉTUDE

DE LA

PNEUMONIE DU SOMMET

PAR

Georges BOCHKOFF

DOCTEUR EN MÉDECINE

MONTPELLIER

IMPRIMERIE Gustave FIRMIN et MONTANE

Rue Ferdinand-Fabre et Quai du Verdanso

1900

Γd 97
846

PERSONNEL DE LA FACULTÉ

MM. MAIRET (✻) . . . . Doyen
HAMELIN (✻) . . . . Assesseur

Professeurs

Hygiène. . . . . MM. BERTIN-SANS. ✻
Clinique médicale . . . . GRASSET (✻).
Clinique chirurgicale. . . . . TEDENAT.
Clinique obstétric. et gynécol . . . . . . GRYNFELTT.
— — ch. du cours, M. PUECH.
Thérapeutique et matière médicale. . . . HAMELIN (✻).
Clinique médicale . . . . CARRIEU.
Clinique des maladies mentales et nerv. MAIRET (✻).
Physique médicale. . . . . IMBERT
Botanique et hist. nat. méd. . . . . . . GRANEL
Clinique chirurgicale. . . . . FORGUE.
Clinique ophtalmologique. . . . . TRUC.
Chimie médicale et Pharmacie . . . . . VILLE.
Physiologie. . . . . HEDON.
Histologie . . . . VIALLETON.
Pathologie interne. . . . . DUCAMP.
Anatomie. . . . . GILIS.
Opérations et appareils . . . . ESTOR.
Microbiologie . . . . RODET.
Médecine légale et toxicologie . . . . . SARDA.
Clinique des maladies des enfants . . . . BAUMEL.
Anatomie pathologique . . . . BOSC

Professeurs honoraires: MM. JAUMES, DUBRUEIL (✻), PAULET (O. ✻).

Chargés de Cours complémentaires

Accouchements. . . . . MM. VALLOIS, agrégé.
Clinique ann. des mal. syphil. et cutanées BROUSSE, agrégé.
Clinique annexe des mal. des vieillards. . VIRES, agrégé.
Pathologie externe . . . . IMBERT L., agrégé.
Pathologie générale . . . . RAYMOND, agrégé.

Agrégés en exercice

MM. BROUSSE	MM. PUECH	MM. RAYMOND
RAUZIER	VALLOIS	VIRES
LAPEYRE	MOURET	IMBERT
MOITESSIER	GALAVIELLE	BERTIN-SANS
DE ROUVILLE		

M. H. GOT, *secrétaire.*

Examinateurs de la Thèse

MM. DUCAMP, *président.*	MM. GALAVIELLE, *agrégé.*
BAUMEL, *professeur.*	VIRES, *agrégé.*

La Faculté de Médecine de Montpellier déclare que les opinions émises dans les Dissertations qui lui sont présentées doivent être considérées comme propres à leur auteur ; qu'elle n'entend leur donner ni approbation, ni improbation

A LA MÉMOIRE DE MON PÈRE

A MA MÈRE

A MON FRÈRE

Le Commandant J. BOCHKOFF

Témoignage de reconnaissance.

A MES SOEURS

A MON BEAU-FRÈRE

Le Capitaine Chr. GAÏDADJIEFF

A TOUS MES PARENTS

G. BOCHKOFF.

A MON PRÉSIDENT DE THÈSE

M. le Professeur DUCAMP

A M. le Professeur-agrégé VIRES

A TOUS MES MAITRES

A MM. LES DOCTÉURS

KAMILOFF, DAMIANOFF ET TELTCHAROFF

A TOUS MES AMIS

G. BOCHKOFF.

INTRODUCTION

Nous avons eu l'occasion, pendant notre stage dans les Hôpitaux de Montpellier, de suivre quelques malades réalisant sous nos yeux une pneumonie du sommet.

Cette localisation de l'agent microbien générateur de l'infection pneumococcique constitue, eu égard à son étude clinique, un des chapitres connus et vulgaires de la pathologie interne.

C'est peut-être en raison des documents nombreux accumulés que nous avons pensé pouvoir faire de la pneumonie du sommet le sujet de notre thèse inaugurale.

Nous ne pouvions songer à exposer à nos juges un point nouveau de doctrine expérimentale ou leur donner le résultat de recherches bactériologiques récentes. Ce travail aurait nécessité de longues et minutieuses études de technique et une habileté expérimentale que nous n'avons pas.

On nous tiendra compte de notre bonne volonté et de notre désir de bien faire.

Etranger à la France, nous avons, plus que nos camarades français, des difficultés, et devant notre bon vouloir se dressent de plus nombreux obstacles.

C'est pour ces motifs que nous avons choisi un sujet simple, pratique; pour ces motifs que nous avons dû modestement nous contenter d'une mise au point d'une question connue.

Nous apportons donc comme dernier acte probatoire devant cette Faculté qui nous fut si bienveillante et si accueillante, dont les Maîtres nous furent si bons et si dévoués, une contribution à l'étude clinique de la pneumonie du sommet.

Il nous reste un devoir bien agréable à remplir : nous prions M. le professeur Ducamp d'agréer ici l'hommage de notre respect et nos remerciements les plus sincères pour avoir bien voulu accepter la présidence de notre thèse.

M. le professeur-agrégé Vires nous a inspiré le sujet de notre travail ; qu'il reçoive ici l'expression de notre vive reconnaissance.

Nous n'oublierons jamais l'amabilité avec laquelle il s'est mis à notre disposition.

Nous diviserons notre thèse en plusieurs chapitres :

1º Nous étudions d'abord l'historique de la question d'une façon très rapide.

2º Nous accordons une plus grande importance à l'étiologie et nous nous demandons quelles sont les conditions qui expliquent la localisation si spéciale du pneumocoque.

3º Entrant ensuite dans le côté clinique, nous esquissons les types multiples de pneumoniques, que nous schématisons, nous servant des travaux antérieurs.

4º Après avoir dit quelques mots des difficultés du diagnostic et pesé les divers diagnostics différentiels, nous complétons la partie clinique, fixant, dans une mesure très générale, l'avenir du pneumonique.

5º Reste la question de la thérapeutique :

Nous nous efforçons de dégager les indications, de les

sérier, et ici encore, nous arrivons à des formules très larges.

7° Les observations complètent ce travail.

Nous ne nous dissimulons pas les lacunes et les imperfections de ce tribut modeste : nous sentons que nous aurions dû davantage tirer parti des matériaux que nous donnons et des observations recueillies.

On excusera enfin les imperfections du style et les lourdeurs de nos phrases : nous manions difficilement encore le merveilleux parler français.

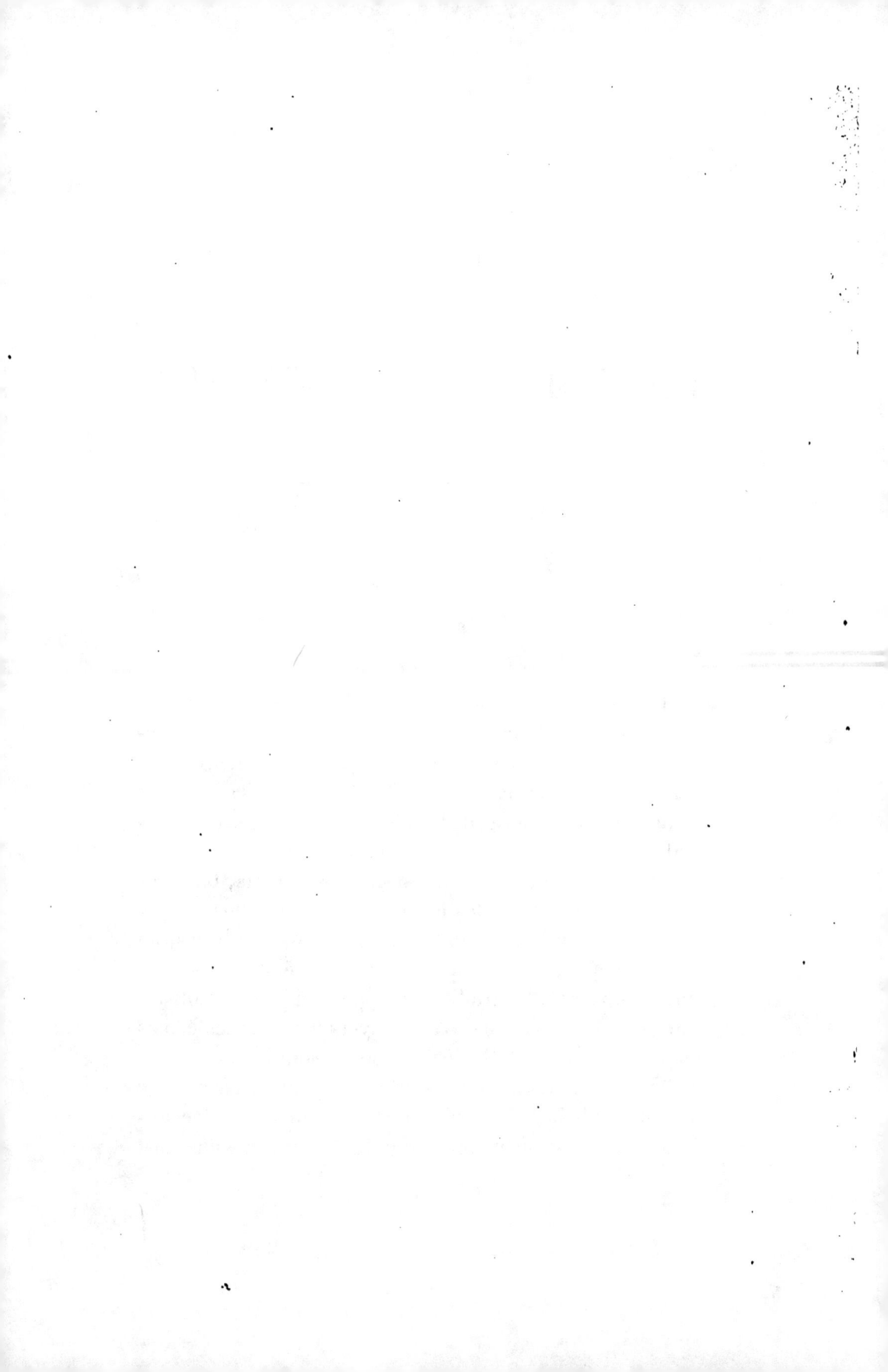

CONTRIBUTION A L'ÉTUDE

DE LA

PNEUMONIE DU SOMMET

HISTORIQUE

L'histoire clinique de la pneumonie du sommet se confond avec celle de la pneumonie lobaire. Or, la connaissance précise et exacte des maladies de l'appareil broncho-pulmonaire est de date toute récente. L'histoire, surtout anatomo-pathologique, de la pneumonie en général appartient sans contestation possible à notre époque.

Ce n'est pas que, dans les siècles précédents, on n'eût point entrevu et décrit les lésions macroscopiques.

Hippocrate lui-même fait mention, dans ses livres, de ce qu'il appelle de la péri-pneumonie, état qu'il a très souvent observé ; les traditions hippocratiques se conservent chez ses successeurs et à travers les diverses écoles jusqu'à la fin du XVIII° siècle. Mais ce sont là des notions indécises, où règne une confusion malheureuse. Une foule de maladies des organes thoraciques sont décrites et comprises sous la même étiquette. Ces erreurs diagnostiques furent partagées par des cliniciens du plus haut mérite : Rivière, Boerhaave, Sydenham, Van Swieten, Sauvage, Morgagni, Baglivi, Lieutaud, Portal lui-même, presque nos contemporains, nous ont laissé dans leurs écrits la description d'inflammations bâtardes où la pleurésie se trouve confondue avec la pneumonie,

Il était réservé à Laënnec de changer cette manière de voir, et de mettre de l'ordre dans ce chaos. Son *Traité d'auscultation médiate* (1817) marque la date d'une révolution dans l'histoire de la pneumonie. En dotant la médecine d'une nouvelle méthode d'investigation clinique, il permit aux praticiens de connaître et de distinguer très nettement les unes des autres les diverses localisations des lésions thoraciques. Andral, Stokes, Grisolle, Lobstein, Rokitansky, Virchow, apportent leur contingent à cette étude. Traube, Iürgensen, Cohnheim, considèrent la pneumonie comme une maladie infectieuse, spécifique.

Enfin, à l'heure actuelle, cette doctrine, soutenue par les travaux des élèves de Pasteur, tend à s'établir définitivement.

C'est l'ère bactériologique qui a mis fin à toute discussion, c'est elle qui a dit le dernier mot : la pneumonie est, comme l'avançait Iürgensen, une maladie infectieuse ; « il est prouvé que la pneumonie est une maladie microbienne. »

C'est Talamon (1883), en France, qui, le premier, mit en évidence l'agent pathogène de la pneumonie, qu'il appela *le coccus de la pneumonie*, c'est ensuite Fraenkel, en Allemagne, qui compléta et confirma ses résultats.

Du coup, la bactériologie de la pneumonie était créée. Dès ce moment, on se mit à l'œuvre, les travaux se multiplient, nos connaissances se complètent et ne tardent pas à arriver au degré de perfection que, de nos jours, elles ont atteint.

Au milieu de toute cette évolution, la pneumonie du sommet a été étudiée par un assez grand nombre d'auteurs.

Béhier, dans ses conférences de clinique médicale, de 1861-1868, faites à la Pitié; Peter, dans ses leçons cliniques de 1876, lui ont consacré d'intéressantes pages. Havilland, Hall, Wilks, Wegelin en 1876, en ont cité des observations. Louis Saint-Ange a fait, en 1878, une thèse très remarquable sur la pneumonie du sommet. Sokolowski, en 1889, a cité un cas de pneumonie franche du sommet d'origine traumatique.

De cette rapide esquisse, il ressort que, connue symptomatiquement, retrouvée et différenciée macroscopiquement, la pneumonie du sommet s'est, à son tour, enrichie des données bactériologiques actuelles. Elle consiste en une localisation en un point du poumon du pneumocoque de Talamon-Fraenkel, localisation pneumococcique d'une infection généralisée, microbienne.

ÉTIOLOGIE

Demandons-nous s'il est des raisons de cette localisation au sommet : les agents étiologiques seront les premiers étudiés.

La pneumonie du sommet est moins fréquente que la pneumonie de la base. Briquet pense que la pneumonie de la base est deux fois plus fréquente que celle du sommet. Grisolle donne une proportion moins forte : trois pneumonies du sommet pour quatre pneumonies de la base. Cette proportion de Grisolle, qui repose sur un très grand nombre d'observations, démontre que la localisation de la pneumonie au sommet du poumon est assez fréquemment observée.

Cette fréquence relative varie-t-elle suivant les âges ?

Valleix a prétendu que, chez l'enfant, la pneumonie du sommet se rencontre plus souvent que celle de la base.

Damaschino est du même avis.

Ziemssen pense le contraire.

Saint-Ange, sur un total de 342 cas de pneumonie de l'enfant, relève 147 pneumonies du sommet et 195 de la base. De cette statistique, il résulte que l'enfant est moins prédisposé que l'adulte à la pneumonie du sommet.

Plus près de nous, M. Comby pense que l'enfant est plus prédisposé que l'adulte à la pneumonie du sommet et que le sommet droit est plus souvent atteint que le sommet gauche.

Chez le vieillard, la pneumonie du sommet est aussi plus fréquente que chez l'adulte. En consultant les observations de Durand-Fardel, celles de Charcot, nous trouvons que la pneumonie du sommet chez le vieillard est plus fréquente que chez l'adulte.

Dans ses *Leçons cliniques* sur la pneumonie du sommet chez les vieillards, Peter dit : « Les vieillards lui paient un lourd tribut : on peut même dire qu'elle constitue leur fin habituelle » ; et plus loin : « La pneumonie est une manière de mourir et constitue la fin naturelle des vieillards ».

Les recherches de Grisolle, sur ce point, sont cependant moins affirmatives.

Quant au sexe, il paraît qu'il n'a aucune influence sur la localisation de la pneumonie.

L'épidémicité, dans certains cas, paraît fixer plus facilement le pneumocoque au sommet.

Grisolle rapporte qu'en 1836 et 1840, plus du tiers des pneumonies qu'il a observées occupaient le sommet du poumon.

Stokes cite aussi des exemples fréquents en temps d'épidémie.

Il semble donc, d'une façon générale, que les enfants et les vieillards sont prédisposés à la pneumonie du sommet.

Nous devons nous demander quelles en sont les raisons. En d'autres termes, la pneumonie du sommet peut-elle se développer également chez tous les sujets ou a-t-elle besoin d'un terrain particulier? Ne serait-elle pas le lot des constitutions faibles, des tempéraments appauvris, des sujets normalement ou accidentellement débilités ?

On admet généralement que le *froid*, soit le froid prolongé, soit le coup de froid, perturbant l'activité phagocytaire, est un des facteurs occasionnels.

La pneumonie n'est après tout, dit-on, à la suite d'un refroidissement qu'un de ces exemples assez communs de *microbisme latent*, n'attendant qu'une occasion pour devenir *microbisme maléficiant*.

On en est encore aux hypothèses sur l'action du froid, on croit qu'il provoque, par voie réflexe, au niveau de tout un département pulmonaire, une modification fonctionnelle et organique qui rend le parenchyme très favorable à l'arrêt et à la culture du pneumocoque.

Le *traumatisme thoracique* est une des causes occasionnelles.

Combattue par Grisolle, par Iürgensen, cette notion étiologique a été remise en valeur par Litten, qui l'incrimine quatre fois sur 100 pneumonies, par Proust, A. Koch, A. Petit et, tout récemment, par Villard, qui a publié deux nouvelles observations concluantes (Villard, Pneumonie traumatique par contusions, *Bull. méd.* 1ᵉʳ juillet 1899).

Le traumatisme peut agir de deux façons : en affaiblissant le terrain ou en déterminant une porte d'entrée aux microbes par rupture alvéolaire. Il agit encore en préparant le terrain morbide par les troubles circulatoires et nutritifs qu'il produit dans le parenchyme pulmonaire.

Les *gaz irritants*, les poussières minérales agissent de la même façon.

Mais n'existe-t-il pas des conditions spéciales au développement du pneumocoque dans les lobes supérieurs ? Déjà, en 1878, Peter, dans ses *Leçons cliniques sur la*

pneumonie du sommet, a essayé de résoudre le problème
et est arrivé à des résultats assez séduisants, mais qui
ne doivent être acceptés que sous certaines réserves.

Ces idées peuvent être ainsi résumées :

1° Le poumon dans sa totalité est un organe débile ;

2° Les sommets des poumons sont la partie vitalement
la plus misérable, partie dont la fonction est la moins
active.

Vitalité moindre d'une part, fonctionnement incomplet
d'autre part, voilà des causes de déchéance. Mais pourquoi le sommet n'a-t-il ainsi qu'un rôle secondaire ? Voici
l'explication que donne M. Peter :

1° La disposition de la cage thoracique au niveau de la
région des sommets rend leur ampliation difficile.

2° La disposition, la direction des canaux bronchiques,
inverse de celle de la bronche primitive, qui apportent l'air
au sommet du poumon, la direction, par suite, rétrograde
de l'air vers le sommet est une difficulté à la pénétration.

3° Si, en effet, à l'exemple de M. Peter, on ouvre la cage
thoracique d'un lapin et qu'on insuffle par la trachée son
appareil respiratoire, on voit le déplissement du poumon
s'effectuer peu à peu, progressivement de la base au sommet, et pour que le déplissement des lobules du sommet
soit complet, l'insufflation doit être assez énergique pour
produire l'emphysème dans les lobules de la base.

4° A côté de ces obstacles mécaniques à la pénétration
de l'air au sommet des poumons s'en ajoute un autre, tout
physique : la pesanteur. En effet, l'air inspiré est, dans les
conditions normales de la respiration, plus froid que l'air
resté dans les poumons ; il est ainsi plus pesant ; il a donc
moins de tendance à se diriger en haut qu'en bas des voies
respiratoires.

5° Que l'organisme soit en état de réceptivité morbide, qu'il soit en état débile, une cause quelconque entraînera l'explosion d'une pneumonie ; ce sera une pneumonie du lobe moyen ou du lobe inférieur, si l'organisme est jeune et primitivement de bonne structure ; ce sera, au contraire, une pneumonie du sommet, si la débilitation est plus considérable, si l'organisme est sénile par le fait des ans ou des excès, s'il est cachectique de date récente ou ancienne.

Nous avons dit que l'idée émise par Peter ne devait être acceptée que sous certaines réserves. En effet :

1° Si le fait est vrai, les sommets des poumons ne doivent pas se trouver dans des conditions exceptionnellement favorables au développement de l'emphysème ; fait contradictoire, puisque l'emphysème s'observe très souvent aux sommets, on peut l'y rencontrer à son plus haut degré.

2° On sait très bien que les poumons des sujets exposés à respirer certaines poussières (du charbon, par exemple) finissent par s'imprégner de ces poussières et que le maximum de ces poussières se rencontre au niveau du sommet.

3° Nous savons, d'autre part, que la respiration chez la femme, est costo-supérieure, que ce sont les lobes supérieurs, par conséquent, qui fonctionnent le plus ; cependant, ne voyons-nous pas que la femme est aussi exposée à la tuberculisation des sommets que l'homme ? Comment expliquer ce puissant appel des molécules de charbon vers les lobes supérieurs, si ces lobes n'ont qu'un rôle incomplet, qu'une part minime dans l'expansion du poumon ? Ne voit-on pas, au contraire, la preuve évidente que les lobules du sommet ne sont pas de simples auxiliaires ou des renforts, comme les appelle Peter ?

De tout ceci, il résulte que, si les idées de Peter sont plus ou moins acceptables, elles sont, du moins, suffisantes pour nous expliquer la prédisposition du sommet à la pneumonie. Il est plus probable que l'anémie relative du sommet d'une part, sa vitalité moindre d'autre part, sont des causes de la réceptivité morbide du sommet.

Telles sont les causes qui semblent militer en faveur de la présence du pneumocoque dans le sommet du poumon.

RAPPORTS DE L'ALCOOLISME ET DE LA PNEUMONIE DU SOMMET

L'alcoolisme est-il une cause fréquente de la pneumonie du sommet ?

En consultant les observations des auteurs, nous trouvons l'alcoolisme très souvent cité, invoqué comme cause prédisposante à la pneumonie du sommet.

En effet, l'alcoolisme, par les tares viscérales multiples, par la débilitation générale qu'il détermine, par la perturbation qu'il jette dans les fonctions de défense de l'organisme, lui porte une atteinte qui le prédispose à la pneumonie du sommet. Le professeur Peter voit dans l'alcoolisme une cause puissante à la localisation de la pneumonie au sommet, par suite de la déchéance rapide de fonctions qu'il détermine, « mettant l'organisme en état de sénilité prématurée, il agit de telle façon que les ivrognes, vieillards par l'apparence, sont vieillards par les maladies et, ayant une pneumonie, l'auront de préférence au sommet » (Peter).

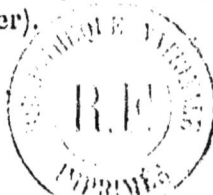

2

M. Lancereaux, sur 12 cas de pneumonies alcooliques,
a trouvé 7 pneumonies du sommet.

Nous n'avons pas à insister ni sur le mode d'absorption
de l'alcool ni de son élimination ; nous dirons seulement
qu'en s'éliminant par les poumons, il détermine une action
irritante sur le parenchyme pulmonaire, et cette irritation
est invoquée comme cause déterminante de la pneumonie
des ivrognes.

Cette action irritante de l'alcool sur les poumons est
signalée dans l'article de M. Fournier sur l'alcoolisme :
«L'influence de l'alcool sur le poumon est encore mal déterminée, car, dans l'état actuel de nos connaissances, il est
encore difficile de fixer la part exacte qui revient à l'alcool
dans la production des divers états pathologiques. Ce qui
est le plus certain, c'est que l'alcoolisme favorise le développement des affections pulmonaires en général, lesquel-
les sont beaucoup plus fréquentes chez les buveurs que
chez les sujets non adonnés aux spiritueux ; que, dans le
cours d'une intoxication chronique, des excès nouveaux et
considérables provoquent parfois des accidents aigus vers
le poumon : congestion, apoplexie, pneumonie. »

M. Lancereaux dans son article « Alcoolisme », signale
également l'action exercée par l'alcool sur les organes de
la respiration : Si l'appareil de la digestion est fréquemment affecté en raison du rôle qu'il joue dans l'absorption
des boissons alcooliques, les poumons, qui sont les prin-
cipaux organes d'élimination de ces liqueurs, présentent
souvent, aussi, pour cette raison, des altérations sérieu-
ses et très manifestes. Les formes que revêtent ces altérations sont celles de la laryngo-bronchite, de la congestion
aiguë du poumon, avec ou sans infiltration sanguine, de
la pneumonie, de l'induration chronique et de la tuber-

culisation granuleuse des poumons ; les plèvres elles
mêmes n'échappent pas toujours à ces lésions morbides,
et certaines pleurésies paraissent aussi dépendre de
l'alcoolisme. » (*Dict. Encyclopédique des sciences médica-
les*, t. II, p. 637.

En dehors de cette action locale de l'alcool sur le poumon, l'alcoolisme met le buveur dans un état d'affaiblis-
ment, de surmènement en quelque sorte, des plus favorables à la production de la maladie, sans parler de l'alimentation qui devient de plus en plus défectueuse, et de
la foule d'influences nuisibles auxquelles l'homme ivre se
trouve exposé.

C'est ce que Béhier met en évidence dans son livre ;
pour lui, l'ivrognerie amènerait la pneumonie caséeuse.
« D'après ma conviction, dit-il, l'alcoolisme ne se trouve
dans aucun rapport avec la tuberculose miliaire, et
l'abus des spiritueux n'amène jamais directement la
phtisie pulmonaire, mais indirectement, en déprimant
toute la constitution de l'individu, de façon que tout procès
catarrhal et surtout inflammatoire, dans les poumons,
peut être chez les alcooliques le point de départ des lésions
destructives. »

De ce qui précède, on peut conclure que l'abus de
l'alcool favorise la production de la pneumonie.

Nous terminerons par ces mots du professeur Peter :
« Mais l'alcoolisme, je ne saurais trop le redire, produit
la sénilité prématurée ; les diathèses mettent l'organisme en état de sénilité, au moins pour certains tissus,
et jettent ainsi certains organes dans l'opportunité morbide, de telle façon que les ivrognes et les diathésiques,
vieillards par l'apparence, sont vieillards par les maladies,

et, ayant une pneumonie, l'auront de préférence au
sommet. »

Un dernier point reste à examiner : de quel côté siège
le plus souvent la pneumonie du sommet ?

D'après Grisolle, la pneumonie du sommet droit est
deux fois et demie plus fréquente que celle du sommet
gauche.

Barth, sur 19 cas de pneumonies du sommet, a trouvé
18 pneumonies droites, une pneumonie gauche. Briquet,
sur 18 pneumonies, a trouvé 14 pneumonies droites et
4 gauches. Rilliet et Barthez, sur 42 pneumonies, ont trouvé
38 droites et 4 gauches. Béhier sur 14 pneumonies a
trouvé 10 pneumonies droites, 3 gauches et 1 double.

Quelle est la cause de cette prédilection de la pneumonie pour le sommet droit ? Nous n'en savons rien.

SYMPTOMES

Avant d'exposer la symptomatologie de chaque cas particulier, nous dirons quelques mots sur les urines des pneumoniques.

1º *Période fébrile.* — Pendant cette période, la quantité de l'urine est, en général, notablement diminuée, et peut ne pas dépasser 500 et même 300 grammes dans les 24 heures.

La densité est plus élevée que d'habitude ; la coloration beaucoup plus prononcée. L'urine est presque toujours très acide.

Les matériaux fixes de l'urine sont notablement augmentés dans la période fébrile de la pneumonie. D'après certains auteurs, c'est au commencement de la période fébrile que l'augmentation se fait ; d'après d'autres, c'est, au contraire, à la fin.

L'acide urique, dans l'urine du pneumonique, est, en proportion, beaucoup plus considérable qu'à l'état normal.

L'urée est généralement augmentée. La quantité journalière d'urée est le plus souvent beaucoup au-dessus de la normale, surtout les deux ou trois premiers jours ; puis elle décroît, malgré la persistance de la fièvre, à cause de la diminution progressive de l'albumine de circulation. L'urée pourrait s'élever au quintuple de l'état normal et même au-dessus (Parkes).

L'acide phosphorique est fort augmenté (2 gr. 9, 3 gr. 1, 5 gr. 7 par jour).

Le chlorure de sodium diminue brusquement à partir du premier jour de la fièvre, de telle sorte que, dès le deuxième ou le troisième jour, il n'y en a plus que des traces dans l'urine, puis il disparaît plus ou moins complètement. Cette disparition plus ou moins complète du chlorure de sodium s'explique par le manque d'alimentation d'une part et par l'élimination d'un peu de ce sel par les crachats et son emmagasinement dans l'exsudat.

La potasse augmente notablement pendant la période fébrile et diminue pendant la défervescence.

La soude diminue pendant la fièvre et augmente pendant la défervescence, et cette augmentation est tellement rapide que, dans l'espace de deux jours, cette base peut sextupler et même décupler.

Albumine. — La présence de l'albumine dans l'urine de la période fébrile de la pneumonie n'est rien moins que rare. On peut même dire que celle-ci est une des maladies aiguës qui fournit le plus grand nombre de ces albumines spéciales à la période fébrile. Sauf complication, l'albumine est toujours en petite quantité dans l'urine, et elle disparaît à peu près au moment de la résolution de la pneumonie.

2°. *Urine critique.* — L'urine de la défervescence présente des caractères particuliers : sa quantité augmente au point de dépasser notablement la normale ; en même temps, sa densité reste élevée, au moins au début ; de plus, il se dépose presque toujours un sédiment plus ou moins abondant, de couleur rosée (urate de soude et acide rosacique), ce qui prouve qu'au début de la crise, l'urine est fortement acide à cause de la présence d'une grande quantité de phosphate acide de soude, et qu'elle renferme en même temps, dans certains cas, beaucoup d'acide urique. Quant au chlorure de sodium, il est toujours en quantité insignifiante.

3° *Urine de la convalescence.* — La polyurie diminue ou disparaît ; l'urine est plutôt pâle ; la densité est diminuée et les matériaux solides y sont à un chiffre plus ou moins bas, sauf le chlorure de sodium, dont l'excrétion redevient assez promptement presque aussi abondante qu'à l'état normal.

Nous n'avons pas à faire ici l'histoire symptomatique de la pneumonie.

Le tableau est sensiblement le même, qu'il s'agisse d'une lésion du lobe supérieur ou de tout autre lobe. Cependant, nous devons dire qu'il existe quelques particularités symptomatiques tenant au siège même de la pneumonie. Les unes tiennent au siège de la lésion, les autres au terrain sur lequel elles se développent.

Nous avons à étudier :

1° Particularités symptomatiques dues au siège de la lésion ;

2° Particularités symptomatiques dues au terrain, c'est-à-dire :

a) Pneumonie des enfants ;
b)   —   des vieillards ;
c)   —   des tuberculeux ;
d)   —   des alcooliques ;
e)   —   des maladies infectieuses.

I. — Particularités symptomatiques dues au siège de la lésion

Le début de la pneumonie du sommet est habituellement franc et son moment précis facile à noter. C'est par un frisson unique, grand et très intense, rarement répété et prolongé, que la pneumonie s'annonce.

Le point de côté est moindre, parfois presque nul ; cela tient vraisemblablement à la lésion pulmonaire qui est ordinairement peu étendue et à l'ampliation des parois thoraciques. Son siège est celui qu'il a dans les autres pneumonies au-dessous du mamelon.

La dyspnée est moins forte pour les mêmes raisons et aussi parce que les sommets ne sont que des lobes auxiliaires.

La toux est aussi plus rare que dans les autres formes de pneumonies.

L'expectoration est, en général, nulle ou moins abondante ; mais, il est des cas où elle est aussi abondante et caractéristique (crachats rouillés, marmelade adhérant au crachat).

Les signes physiques sont peu étendus, limités au sommet et à l'aisselle, où il faut parfois aller chercher les quelques rares bouffées d'une crépitation peu nette. Souvent, la matité existe seule dans la fosse sus-épineuse, sans aucun signe stéthoscopique, à part quelques sibilants. Dans ces cas, le diagnostic est très difficile.

La rougeur des pommettes, d'après Bouillaud, est plus prononcée dans la pneumonie du sommet que dans la pneumonie ordinaire. D'autres n'ont pas remarqué cette rougeur.

Grisolle, sur 12 malades qui présentaient à un haut degré la rougeur des pommettes, a constaté que 3 de ces malades avaient des pneumonies du sommet. Chez nos deux malades, elle n'existait pas chez l'un ; elle était très prononcée chez l'autre.

II. — PARTICULARITÉS SYMPTOMATIQUES DUES AU TERRAIN

1° Pneumonie du sommet chez les enfants

Rilliet et Barthez ont décrit minutieusement la symptomatologie de la pneumonie du sommet chez les enfants. Ils signalent, dans presque tous les cas, une toux, petite, sèche, répétée, quelquefois comme empêchée ; d'autres fois éclatante, déchirante ou un peu rauque, se répétant par petites quintes sans sifflement.

Les mêmes auteurs ont noté aussi des inspirations inégales, saccadées. Ils décrivent tout particulièrement ce qu'ils appellent la pneumonie cérébrale, que l'on observe presque exclusivement dans les pneumonies du sommet. Ils distinguent deux formes :

a) La forme éclamptique, spéciale aux jeunes enfants ;

b) La forme méningée, caractérisée par du délire et du coma ; la première survenant chez les enfants de 2 à 5 ans, la seconde, chez les enfants de 5 à 10 ans.

Forme éclamptique, observée chez les sujets très jeunes, chez les bébés, plus rarement dans la seconde enfance, chez les sujets prédisposés, s'annonce par des convulsions générales ou partielles, précoces ou tardives. L'éclampsie, accompagnée ou précédée de fièvre, marque le début.

Dans le cas de convulsions partielles, on n'observe que quelques mouvements saccadés des extrémités supérieures accompagnés d'une sorte de carphologie et de beaucoup d'agitation : les globes oculaires seuls sont réellement convulsés, car il n'y a ni écume à la bouche, ni distorsion des traits.

Si les convulsions surviennent dans le cours de la maladie et surtout à la fin, elles sont suivies de raideur des mouvements, de contractions, d'assoupissement et même de coma.

Forme méningée, appelée encore délirante ou comateuse, s'observe chez les enfants du second âge, de 2 à 5 ans. Ici, on rencontre un délire très accusé, continu ou interrompu par des périodes d'assoupissement, de somnolence comateuse ; il peut y avoir de la céphalalgie opiniâtre, des vomissements.

Quelle est la cause de cette fréquence plus grande des symptômes cérébraux dans la pneumonie du sommet ? Nous l'ignorons. Si, en effet, on mettait jadis ces symptômes sur le compte d'une sympathie spéciale entre le cerveau et le poumon, il n'en est pas de même aujourd'hui. Cependant, on pense que, dans la plupart des cas, il s'agit de déterminations méningées de pneumocoque, d'une méningite à pneumocoque.

Quoi qu'il en soit, il en résulte ce fait que le diagnostic, dans ce cas, est quelquefois très difficile. En dehors de ces phénomènes cérébraux, qui peuvent induire en erreur, il en existe d'autres qui assombrissent encore le diagnostic. En effet, Rilliet et Barthez font remarquer que la pneumonie du sommet passe quelquefois inaperçue, à cause de la difficulté d'appliquer l'oreille à la partie supérieure du thorax et surtout de la marche particulière de cette pneumonie, qui occupe assez fréquemment le centre du lobe pour ne s'étendre que plus tard à la circonférence.

2° Pneumonie du sommet chez les vieillards

Nous ne pouvons mieux faire que répéter la description si exacte que donne Peter dans ses Leçons cliniques : « Le début est souvent des plus insidieux, il ne semble pas que ce vieux soit plus cacochyme que devant ; il a seulement perdu le peu d'appétit qu'il avait encore ; ce qu'il avait de forces semble anéanti ; il dort sur son banc de Bicêtre ou de la Salpêtrière d'un sommeil torpide, ou bien il vomit les quelques aliments qu'il vient de prendre. La peau est chaude, le pouls vibrant ; on couche le malade, on l'ausculte, et déjà le sommet est hépatisé, l'invasion du mal a été méconnue ». Lorsque les symptômes du début existent, c'est le *frisson* qui est le plus constant. La *dyspnée*, qui est le symptôme le plus fréquent de la pneumonie des adultes, est rare ou légère lorsqu'elle existe. La *toux* est presque nulle ou très légère. Cependant, il faut remarquer que beaucoup de vieillards sont sujets à une toux catarrhale qui ne se modifie pas lorsque survient une pneumonie. Mais souvent, alors, l'expectoration habituelle cesse, bien que la toux continue, ou encore toux et expectoration disparaissent, ce qui doit éveiller l'attention du médecin. Le *point de côté* manque très souvent ; lorsqu'il se rencontre, son intensité est moindre que chez l'adulte. Les *crachats* rouillés sont très rares. Le *pouls* est peu fréquent, il est dicrote, irrégulier, dépressible, malgré sa

force apparente qu'il doit souvent à l'athérome des parois
vasculaires. La *température* est ordinairement moins
élevée que dans la pneumonie franche. Le *délire*, qu'on a
considéré comme très fréquent dans la pneumonie du
sommet, ne s'observe que dans les cas les plus graves,
surtout à la période ultime, qu'elle annonce alors. Si on
a dit qu'il est fréquent, c'est parce que les vieillards déli-
rent dans toutes les formes de pneumonies.

Sur 11 cas de pneumonie avec délire (chez les vieillards) Durand-Fardel cite 5 cas de pneumonie du sommet.
C'est un délire plutôt adynamique, tranquille, avec peu
d'agitation, interrompu de périodes d'assoupissement, de
calme ou de lucidité complète. La céphalalgie est fréquente, on l'observe dans les quatre cinquièmes des cas.

La *percusssion* et l'*auscultation* fournissent des signes
semblables à ceux de l'adulte ; cependant, ils se présentent avec quelques modifications importantes à connaître.

On trouve dans la fosse sus-épineuse droite une matité
absolue. Quelquefois, une très légère diminution du son,
sans modification appréciable du bruit respiratoire, peut
être l'avant-coureur d'une pneumonie. Les signes stéthoscopiques sont quelque peu modifiés. Le râle crépitant
peut exister, mais le râle sous-crépitant annonce aussi
quelquefois le premier degré de la pneumonie. Néanmoins
un fait reste acquis : c'est que la signification qu'on doit
attribuer, chez les vieillards, aux râles sous-crépitants, est
très importante à signaler. D'autres fois, c'est le râle muqueux qui annonce le développement d'une pneumonie.

Un des caractères de la pneumonie des vieillards, c'est
la rapidité avec laquelle elle passe à la période de suppuration. Ce fait permet de comprendre les oscillations ra-

pides de la maladie. Aujourd'hui, pneumonie du sommet, demain disparition des signes, puis deux jours plus tard, réapparition des signes stéthoscopiques sur un autre lobe, c'est que l'hépatisation disparaît avec autant de rapidité qu'elle se forme, et qu'elle passe presque immédiatement à la suppuration.

3° Pneumonie du sommet dans la grippe

On sait que la pneumonie est très fréquente au cours de la grippe. La pneumonie du sommet se rencontre souvent, et son diagnostic est généralement difficile.

Le *début* est insidieux : pendant plusieurs jours, on n'observe que des phénomènes de bronchite. Le malade croit n'avoir qu'un fort rhume et, quoique mal en train, vague à ses occupations ; puis surviennent des frissons, le point de côté, la dyspnée.

Le *point de côté* est généralement peu intense.

A la percussion on trouve de la matité au sommet.

L'auscultation dénote presque toujours des sous-crépitants ou de ronchus, le vrai crépitant se rencontre rarement. Le souffle est moins rude.

La *dyspnée* est intense. Il n'est même pas rare de voir survenir de véritables accidents asphyxiques.

L'*expectoration*, qui peut manquer, n'est que rosée et renferme des pneumocoques en abondance.

La *température* est irrégulière, quelquefois peu élevée, absolument passagère. La durée est variable et la mort, qui est fréquente, peut survenir après défervescence complète.

Les complications sont relativement communes : méningite, endocardite ulcéreuse, parotidite, albuminurie et pleurésie purulente.

Il se pose la question de savoir si la pneumonie qui apparaît au cours de la grippe est due au pneumocoque ou bien au microbe de la grippe.

M. G. Sée range la pneumonie grippale parmi les pneumonies spécifiques dues à un agent autre que le parasite de la pneumonie franche primitive ; mais il fait des réserves : « Des pneumonies fibrineuses lobaires répondant absolument au type anatomique de la pneumonie primitive sont observées dans le cours de la grippe... on ne peut expliquer ces pneumonies que de deux façons : ou bien le microbe de la grippe peut par lui-même produire une pneumonie semblable à celle du microbe elliptique, ou bien il y a pénétration secondaire et adjonction de ce micrococcus à l'agent spécifique de la maladie première. » (G. Sée. Maladies spécifiques non tuberculeuses du poumon.)

M. E. Menetrier, dans sa thèse de doctorat, conclut que grippe et pneumonie sont bien deux affections distinctes, indépendantes, quoique présentant de grandes affinités l'une avec l'autre. « L'une semble prédisposer à l'autre, et toutes deux paraissent favorisées par les mêmes causes » (Menetrier).

« En effet, l'étude des épidémies antérieures nous montre que lorsque la pneumonie est venue se mêler à la grippe, elle ne survenait pas seulement à titre de complication, mais qu'elle apparaissait aussi primitivement chez d'autres sujets, constituant une épidémie concomitante ; et, d'autre part, dans les pneumonies grippales que nous avons observées, nous avons pu démontrer la présence du parasite de la pneumonie franche, rencontré non seulement dans les produits d'expectoration, ce qui pourrait prêter à conteste, mais aussi dans l'hépatisation pulmonaire après la mort, ou encore dans le sang du malade pendant la vie ». (Menetrier, Th. de Paris, 1886).

4° Pneumonie du sommet chez les alcooliques

Nous avons dit plus haut que la pneumonie du sommet est très fréquente chez les alcooliques ; elle siège presque toujours au sommet droit. En passant en revue les différents signes qui caractérisent la pneumonie du sommet chez l'alcoolique, on constate que la pneumonie qui nous occupe est remarquable par le peu d'élévation de la température, par la tendance à se terminer par la suppuration, par l'irrégularité de la marche et par la tendance aux phénomènes ataxiques ou adynamiques.

Les signes physiques fournis par le palper, la percussion et l'auscultation sont ceux de toute pneumonie : on trouve de la matité dans la fosse sus-épineuse droite ; on entend le souffle tubaire, qu'il faut souvent aller chercher au sommet de l'aisselle, souffle accompagné d'une bouffée de crépitants. Ces bouffées de crépitants, qui se produisent pendant l'inspiration, sont pathognomoniques pour Laënnec et les plus constants des signes stéthoscopiques pour Grisolle.

Le point de côté est léger, quelquefois il manque. L'*expectoration* ne se produit qu'en petite quantité, le plus souvent elle manque complètement.

Le pouls est fréquent, plus ou moins dicrote ; d'abord plein et fort, dans la forme ataxique, il devient bientôt petit, faible ; dans la forme adynamique, le pouls est d'emblée faible et misérable. Mais ce qu'il y a de plus caractéristique dans la pneumonie du sommet chez l'alcoolique, ce qui domine toute la scène, ce qui donne à la maladie son caractère particulier, c'est le délire. « Il est, dit Chomel, encore une autre espèce de délire qu'on voit se développer dans le cours de la pneumonie chez les ivrognes, remarquable par une grande agitation, une loquacité continue, une insomnie complète, ce délire n'est qu'une variété de delirium tremens et doit être combattu par les préparations opiacées».

C'est là le délire de la forme ataxique. Le malade a la face animée, les yeux brillants, il est en proie à une agitation extrême; il vocifère, pousse des cris interrompus, repousse les personnes qui lui donnent des soins ; il veut s'échapper de son lit, on est obligé à lui mettre la camisole de force. L'insomnie est complète, il est en proie aux hallucinations les plus diverses de la vue, de l'ouïe, de l'odorat. Il fait des rêves professionnels ou non; mais le plus souvent il fait les mouvements de son métier, parle de sa profession, voit des animaux, des rats, des souris, ou bien des insectes courir sur son lit; le malheureux alcoolique entend des voix qui l'injurient, le menacent ou lui ordonnent impérieusement d'accomplir une mission ; les membres, les doigts, la langue, les lèvres sont agités de tremblements, la parole est bégayante, saccadée ; il peut avoir tous les signes d'un accès de delirium tremens. La pneumonie du sommet chez les alcooliques passe fréquemment à l'hépatisation grise; c'est ce qui, avec l'attaque suraiguë de delirium tremens, aggrave considérablement le pronostic.

5° Pneumonie du sommet chez les tuberculeux

Nous ne parlerons ici que de la pneumonie vraie, celle qui évolue chez un tuberculeux, et non pas de ces poussées tuberculeuses pneumoniques dont la phtisie aiguë pneumonique constitue le type le plus achevé ; c'est la pneumonie vraie et non la pneumonie caséeuse. La pneumonie du sommet survenant chez un tuberculeux n'est pas généralement grave. C'est là un fait curieux que l'on ne pouvait prévoir, mais qui est généralement constaté en clinique. La pneumonie guérit dans presque tous les cas : la convalescence est courte, l'appétit, l'embonpoint même peuvent revenir. Toutefois, tous les cas ne sont pas également favorables ; si la pneumonie qui survient chez un tuberculeux encore assez fort et dont les lésions ne sont pas encore assez avancées entraîne peu de dangers, il est loin d'en être ainsi chez les malades déjà affaiblis, cachectisés et épuisés par la suppuration. Dans ces cas la pneumonie hâte l'évolution des lésions et les malades succombent rapidement.

DIAGNOSTIC

Nous voici arrivé à la question pratique la plus importante de la pneumonie du sommet, question qui est en même temps une des plus délicates de l'histoire clinique de cette maladie.

En effet, si dans certains cas la symptomatologie de la pneumonie du sommet ne diffère pas de celle de toute autre pneumonie et si le diagnostic s'impose, il en est d'autres où le diagnostic est parfois difficile, non pas tant comme diagnostic différentiel que comme diagnostic positif.

Il arrive très souvent, en effet, de voir des malades qui, au premier abord, ne présentent rien de particulier du côté de l'appareil respiratoire, parce qu'aucun des signes fonctionnels ne se rapporte réellement à la symptomatologie habituelle des affections de cet organe. C'est ainsi que chez les enfants, les vieillards et les alcooliques la lésion véritable n'est découverte que par le clinicien avisé qui fait un examen complet et systématique de tous les organes. De là, s'impose la prescription qu'en présence des enfants, des vieillards et des alcooliques, on doit toujours ausculter soigneusement le poumon, dans les cas même où la toux, l'expectoration et le point de côté font défaut. Agissant de telle manière, on pourra découvrir ainsi tous les signes d'une maladie dont on ne soupçonnait pas l'existence.

Dans d'autres cas, les signes physiques et fonctionnels n'imposent pas toujours le diagnostic par leur netteté : aussi hésitera-t-on parfois sur la nature de la maladie.

1° La *tuberculose*, au début, se distinguera par l'auscultation attentive du sommet du poumon du côté opposé. On sait, en effet, que dans la tuberculose ce n'est pas du souffle qu'on constate à l'auscultation, mais de la rudesse à l'inspiration, chose qui manque dans la pneumonie du sommet. A la percussion, on constate de la matité dans le cas de pneumonie ; c'est de la submatité s'il s'agit de tuberculose. A la deuxième et à la troisième période de la tuberculose, les symptômes physiques et fonctionnels, les antécédents du malade, le mode de début de la maladie sont tels que le doute ne peut pas exister. Cependant, il est des cas où, malgré une tuberculose avancée, le sujet a une mine florissante. Dans ce cas, il est permis au clinicien d'hésiter, surtout s'il s'agit de ces tuberculoses à évolution fibreuse des arthritiques.

La percussion dénote une matité du sommet, l'auscultation un souffle tubo-cavitaire ; il y a de la résonnance de la voix, de l'exagération des vibrations thoraciques, mais on ne trouve ni râles ni gargouillements. Mais, dans ce cas, il serait bien rare que le sommet du côté opposé ne présentât pas quelque lésion dont le caractère ne permît aucun doute. Et d'ailleurs, il s'agit d'un souffle tubo-cavitaire et non d'un souffle simplement tubaire, comme celui de la pneumonie. En dernier lieu, la constatation des bacilles de Koch, à l'examen microscopique, dans les crachats lèvera le doute.

2° La *pleurésie purulente enkystée du sommet* se reconnaîtra par l'existence d'une voussure des premiers espaces intercostaux, par l'œdème de la paroi, par l'absence des vibrations thoraciques. La ponction lève tous les doutes.

3° Les *pneumokoniose, anthracose, sidérose*, etc , sont localisées au sommet, mais elles sont bilatérales, apyrétiques. La profession de l'individu, l'évolution lente de la maladie permettront d'éliminer assez vite la pneumonie du sommet.

4° La *dilatation bronchique* se distingue par ses symptômes fonctionnels : abondance et fétidité de l'expectoration.

5° La *pneumonie caséeuse* du sommet présente beaucoup d'analogie avec la pneumonie du sommet et le diagnostic est quelquefois très délicat. En effet, la lésion peut être unilatérale dans l'un et dans l'autre cas, les signes stéthoscopiques sont absolument les mêmes dans les deux affections ; seulement l'évolution de la maladie, la persistance indéfinie du souffle dans la pneumonie caséeuse peuvent nous mettre sur la voie du diagnostic. Enfin, l'examen bactériologique des crachats lèvera tous les doutes.

6° Le *cancer du poumon*, les *kystes hydatiques de la plèvre* qui révèlent leur existence par de la matité, se localisent rarement au sommet.

MARCHE. — COMPLICATIONS
PRONOSTIC

La *marche* de la pneumonie du sommet ne diffère pas de celle des pneumonies communes, si ce n'est peut-être, comme nous l'avons déjà dit, que l'inflammation s'étend fréquemment du centre à la périphérie de l'organe et qu'elle peut être ainsi quelque temps méconnue. D'après Grisolle, la pneumonie du sommet arrive beaucoup plus vite à l'hépatisation que les autres pneumonies, mais son opinion n'est basée sur aucune statistique.

Les *complications* qui viennent parfois s'ajouter à la pneumonie et en aggraver le pronostic, sont celles des pneumonies en général : abcès du poumon, péricardite, otite moyenne, méningite à pneumocoque, aortite, des paralysies qui surviennent pendant la période d'état ou la convalescence.

Pronostic. — Il est en général admis que le pronostic de la pneumonie du sommet présente une gravité particulière et est considéré par presque tous les auteurs comme plus sérieux que celui qu'entraîne la pneumonie de la base. Le professeur Peter pense que la pneumonie du sommet est grave ; mais elle ne présente de dangers plus grands qu'en raison de la gravité de l'état général antérieur dont la pneumonie est l'expression anatomique et qui est une condition puissante de la localisation au sommet du poumon. « Si redoutable que soit réellement l'état de l'organisme générateur de la pneumonie du sommet, le malade peut encore en guérir, mais c'est œuvre de labeur et d'expérience. »

Chez les enfants, « la pneumonie du sommet se développant accidentellement au milieu d'une bonne santé, est une maladie qui se termine généralement, pour ne pas dire toujours, d'une manière favorable. Lorsque la mort survient, elle est le résultat d'une complication. La mort est d'autant moindre qu'on s'éloigne plus de la naissance et devient presque nulle entre 12 et 15 ans » (Legendre).

Chez les vieillards, le pronostic comporte une gravité toute spéciale. Beaucoup de sujets succombent.

Chez l'alcoolique, il est toujours plus sérieux à cause de l'imminence de l'hépatisation grise et du delirium tremens qui vient souvent compliquer la maladie. Cependant il faut savoir que la vie du malade, dans le cas de delirium tremens, est entre les mains du médecin, qui, armé du chloral et de la morphine, peut prévenir tout accident. La pneumonie du sommet emprunte encore sa gravité à l'état général du sujet et à cette sénilité prématurée qui est le résultat ordinaire de l'alcoolisme.

Quant à l'avenir du malade, le pronostic est fâcheux. En effet, si la pneumonie du sommet n'est pas toujours favorisée dans son apparition par la présence d'une tuberculose antérieure, latente ou avérée, du moins, elle prépare le terrain pour des cultures ultérieures du bacille de Koch.

TRAITEMENT

Le traitement de la pneumonie du sommet ne diffère pas de celui de la pneumonie ordinaire.

Avant d'entrer dans le traitement de chaque cas particulier, nous dirons quelques mots sur la manière d'agir et sur l'emploi de certains moyens thérapeutiques.

Etant donné qu'il n'existe pas de traitement de la pneumonie, mais des traitements de pneumoniques, il faut, tout d'abord, nous adresser à ceux-ci, les étudier à tous les points de vue, et, alors seulement, prescrire une médication.

Procédant de telle façon, on doit soigneusement rechercher les indications et les hiérarchiser. On en trouve alors toujours une qui domine et commande toutes les autres; c'est celle-là qu'il faut surtout et immédiatement remplir. Les autres viennent ensuite.

Tout d'abord, si l'expectation est applicable dans une catégorie de cas (pneumonie des enfants, des sujets sains, exempts de toute tare antérieure, etc.), elle doit être, d'une façon générale, rejetée; nous devons nous garder de l'expectation systématique comme de tous les traitements exclusifs, tout en nous rappelant que, « si l'expectation est mauvaise en tant que médication systématique exclusive, elle est la moins mauvaise de toutes les médications systématiques » (Peter).

La seule thérapeutique rationnelle de la pneumonie
est, à l'heure actuelle, celle des indications. Donc, en
présence d'un pneumonique, nous devons intervenir. Mais
quelle thérapeutique adopter ? Quelle indication faut-il
dégager ? Est-ce sur le point phlegmasié qu'il faut diriger
nos engins thérapeutiques ? Est-ce, au contraire, à l'état
général qu'il faut s'adresser ?

A ce propos, nous empruntons au *Nouveau Montpellier-
Médical* les indications à remplir et la manière d'agir en
face d'un pneumonique :

« C'est qu'en effet, à Montpellier, c'est l'état général,
c'est l'état des forces, c'est l'organisme qui est la source
la plus précieuse d'indications. Sans doute, nous ne
négligeons pas les indications tirées de l'état local, de la
localisation pneumococcique sur le poumon dans ce cas
particulier ; mais nous n'admettons pas un traitement
général de la pneumonie, parce qu'il y a des pneumonies
différentes de siège, différentes de nature, et surtout parce
que nous avons en vue des pneumoniques, c'est-à-dire des
organes jeunes ou vieux, riches ou pauvres, sains ou mal-
sains, hommes ou femmes.

» Par cette dissociation des éléments constitutifs de la
maladie, par la hiérarchisation de leur importance au
point de vue des indications, nous pensons que nous avons
affaire non pas à une pneumonie, encore moins à un
exsudat, mais à un malade atteint de pneumonie.

» Ce n'est donc pas la lésion qui fait indication, c'est
l'état général.

» Tout est malade chez le pneumonique : le poumon est
assurément lésé, puisqu'il est infiltré de fibrine, mais
l'organisme en totalité est troublé fonctionnellement. C'est

lui qui imprime à la maladie ses caractères, qui la mène à bien ou qui fléchit et succombe.

» C'est affaire de vigueur primitive, affaire de force actuelle, affaire d'âge, d'antécédents acquis ou héréditaires. Aussi, devant traiter l'état général, le traiterons-nous différemment suivant qu'il réagit par une fièvre intense, suivant qu'il s'agit d'un organisme jeune, vigoureux, à fonctions parfaites ; de telle autre façon chez un vieillard vrai ou sénile anticipé, scléreux par les excès de tout ordre et d'une longue imprégnation toxique ou infectieuse, ou encore une trop haute habitude de la misère et du besoin.

» Donc, s'il est des indications tirées de la lésion, il en est de capitales tirées de l'étude de l'état général.

» S'il n'en est pas toujours ainsi, c'est le cas le plus fréquent dans notre milieu. Ici, dans cet hôpital d'incurables, dans cette clinique des vieillards, la lésion déterminée, connue, diagnostiquée, nous estimons que nous n'avons résolu que la plus faible partie du problème, car il nous reste encore à traiter le malade, ce malade qui n'est jamais semblable à lui-même. C'est que nous sommes en présence d'organismes débilités qu'ont délabrés les excès, qui sont d'ailleurs déprimés par les chagrins ou ruinés encore par le rude labeur et l'âge avancé.

» Voilà donc pourquoi nous devons intervenir thérapeutiquement, voilà les raisons qui nous font rejeter toute médication univoque, exclusive, systématique, et nous montrent une thérapeutique rationnelle dans le choix des indications » (Vires, *Nouv. Montpellier-Médical*, t. X, 1900).

Digitale. — La question du traitement de la pneumonie par la digitale à haute dose est de la dernière actualité.

Ce sujet, qui a troublé au plus haut degré le monde médical, n'a pas été, contrairement à tout ce qui est nouveau et hardi, favorablement accueilli.

Quelques rares médecins ont cependant voulu expérimenter les fortes doses de digitale chez les pneumoniques : les uns s'en sont bien trouvés ; les autres n'ont eu que des accidents à signaler.

Entre les partisans convaincus de l'efficacité de cette médication et ceux qui la considèrent comme dangereuse, la conciliation semble impossible.

Quoique la question ne soit pas définitivement tranchée, il est cependant des cas où son administration à hautes doses est indiquée. Nous empruntons au *Nouveau Montpellier-Médical* les lignes qui suivent, sur l'indication de la digitale à hautes doses :

« Il me semble donc qu'il ne faut demander au traitement digitalique de la pneumonie que ce qu'il peut donner. Demandons-le lui sans faire courir à nos malades des risques sévères. Demandons-lui de relever l'activité cardiaque, de remonter la tension artérielle, de modérer peut-être la congestion pulmonaire, mais surtout de favoriser la diurèse, si nécessaire à l'élimination des toxines pneumococciques.

» Toutes les fois donc que vous vous trouverez en face d'une pneumonie grave, grave par son siège, pneumonie du sommet, grave par l'intensité de ses symptômes, grave par l'accélération et la petitesse du pouls, le fléchissement éventuel du myocarde, grave pour l'âge, le milieu épidémique, toutes les fois qu'il y aura menace d'adynamie cardiaque, n'hésitez pas à administrer la digitale.

« Surveillez attentivement les effets du remède, et, s'il se produit des syncopes, de l'hypothermie, combattez-les par l'alcool, la caféine, l'éther, en injections sous-cutanées.

« Continuez votre médication jusqu'à la défervescence ».
(Vires, *Nouveau Montpellier-Médical*, t. X, 1900).

Bains froids. — Le bain froid est employé systémati-
quement par quelques médecins allemands dans le traitement de toute pneumonie. Tout en reconnaissant les
résultats que donne la balnéation dans certaines pneumonies, nous croyons qu'on doit la réserver pour le cas
où l'intensité des phénomènes généraux prime celle des
phénomènes locaux, c'est-à-dire pour les pneumonies
infectantes.

En réalité, le bain froid peut être utile ou nuisible,
suivant qu'il est indiqué ou non, et ce sont ces indications
qu'il s'agit de déterminer. « Il nous faut constater, tout
d'abord, que la réfrigération, dans la pneumonie, doit
rester une méthode d'exception ; elle est inutile dans les
formes bénignes, elle n'est applicable que dans certaines
des formes graves » (Barth. Soc. méd. des hôpit.,
27 juin 1890).

D'une façon générale, on peut, on doit même administrer les bains froids dans les cas de pneumonie où les phénomènes généraux sont très marqués et dépassent de
beaucoup en importance et en gravité les phénomènes
locaux; ainsi, si la température oscille entre 40 et
41 degrés, s'il existe des phénomènes ataxo-adynamiques
intenses, on ne devra pas hésiter un seul instant à bai-
gner le malade.

Donné dans ces conditions, le bain froid diminue la
température; mais il agit avant tout sur le système ner-
veux, en faisant disparaître l'adynamie, en exerçant une
action sthénique immédiate, en relevant la tension arté-

rielle ; il provoque, en outre, la diurèse, et ce n'est pas là un avantage à dédaigner, car l'on sait que, dans la pneumonie, comme dans toutes les infections, d'ailleurs, s'accumulent, dans l'organisme, des toxines dont il importe de favoriser l'élimination.

D'autre part, sous l'influence du bain froid, on voit : la respiration devenir plus ample, la toux plus fréquente, l'expectoration plus abondante; les foyers congestifs diminuent d'étendue : la cyanose disparaît, ce qui indique que la circulation locale se régularise et que le cœur redevient de nouveau suffisant à sa tâche.

D'autre part, les symptômes qui caractérisent l'infection s'atténuent: le délire, l'agitation et l'adynamie disparaissent ; le malade peut jouir d'un sommeil réparateur; enfin, la fonction rénale, un instant suspendue, reprend son activité ; grâce à la polyurie qui s'installe sous l'influence de la balnéation, l'élimination des poisons accumulés dans l'organisme peut se faire.

Le bain froid est contre-indiqué d'une façon absolue chez les vieillards, les cardiaques et les artério-scléreux, chez les diabétiques et les brightiques. Il faudra donc ne l'employer qu'après s'être assuré notamment que le malade n'est atteint ni d'une cardiopathie, ni d'artério-sclérose, ni de diabète ou d'albuminurie. Par contre, si l'asthénie cardiaque est le résultat de la maladie elle-même, le bain sera indiqué, à la condition qu'il n'y ait pas imminence de collapsus.

Vésicatoires. — Si l'efficacité des vésicatoires est différemment interprétée par les auteurs, il nous semble que leur indication est formelle à la fin de la maladie, lorsque la résolution traîne, pour activer cette résolution.

« Dans la pneumonie du sommet, chez les vieillards ou les individus affaiblis, le vésicatoire, appliqué dès le début, pourra remplacer la saignée locale et il agira non seulement comme révulsif défluxionnant, mais aussi comme stimulant général et local, pourvu qu'on soutienne son action par l'emploi des toniques » (Adrien Guès).

Enfin, quand une pneumonie est arrivée à la phase de résolution et que, pourtant, la désobstruction du poumon se fait difficilement et lentement, Jaccoud conseille l'application d'un vésicatoire, qui agit ici comme stimulant et résolutif.

L'ipéca. — Peu ou pas mentionné dans le traitement de la pneumonie par les anciens auteurs, sauf ceux de l'Ecole de Montpellier, l'ipéca est recommandé par Jaccoud et Peter dans le traitement de cette maladie, et surtout quand il y a coexistence d'un catarrhe gastro-intestinal.

En effet, l'action incontestable exercée par l'ipéca sur les organes respiratoires fait qu'on l'a recommandé comme sudorifique, antispasmodique et surtout comme décongestif dans le traitement de la pneumonie.

« Cette action décongestive de l'ipécacuanha sur le poumon est des plus importantes, et l'on ne saurait trop insister sur la pratique si commune à Montpellier de combattre beaucoup de pneumonies par l'infusion d'ipécacuanha ; on produit par lui une véritable saignée du poumon..... » ; et plus loin : « l'effet spécial qu'il possède de diminuer l'afflux du sang dans les poumons, en le revulsant sur l'intestin, nous paraît des plus précieux » (Pécholier, *Montpellier Médical*, 1862, p. 539).

L'ipéca a été surtout recommandé par Broussonnet dans la pneumonie des vieillards :

« L'ipécacuanha est surtout un remède héroïque contre les pneumonies des vieillards, chez qui la faiblesse, amenée par l'âge, fait craindre l'effet asthénique des évacuations sanguines ; il excite la vitalité de l'organe pulmonaire, et le met dans des conditions favorables à la résolution inflammatoire.

» D'ailleurs, il est peu de vieillards qui ne soient affectés de catarrhe chronique, et c'est encore une maladie contre laquelle l'ipécacuanha a une efficacité très manifeste. Il jouit, en effet, d'une action spéciale sur le tissu muqueux en général. Or, dans les catarrhes chroniques, la contractilité de la muqueuse est engourdie ; elle a besoin d'être réveillée pour se débarrasser des liquides qui l'engorgent et des mucosités qui obstruent les bronches » (Broussonnet, *Gaz. méd.* de Montpellier, 1850, p. 89).

Modes d'emploi et doses. — 1° *Comme vomitif,* la poudre d'ipéca se donne à la dose de 1 à 2 grammes, à prendre en 2 ou 3 fois, à 10 minutes d'intervalle, dans un peu d'eau tiède.

2° *Comme nauséeux et antiphlogistique,* l'ipéca s'administre à petites doses souvent répétées, 5 à 10 centigrammes à la fois et toutes les deux heures, suivant le contro-stimulisme que l'on désire et la difficulté que l'on rencontre à l'obtenir.

Ceci étant dit, nous passons sur le traitement de chaque cas en particulier.

Chez les alcooliques, on doit user de l'alcool à hautes doses, de 150 à 200 grammes de rhum, dilué dans autant d'eau sucrée, mélange que l'on fait prendre par cuillerée à soupe d'heure en heure, et, d'autre part, associer l'opium à l'alcool, soit en donnant l'extrait thébaïque en potion, à la dose de 0 gram. 10, ou le laudanum à la dose de 50 à 60 gouttes par jour dans du vin. Les bains froids sont dangereux dans la pneumonie des alcooliques; cependant dans les formes ataxo-adynamiques avec hyperthermie ou tachycardie, non angio-scléreuse, non brightique, dont le cœur est bon, les bains froids sont indiqués.

Dans les pneumonies à envahissement rapide et à hépatisation complète, on se trouvera bien de recourir aux injections intraveineuses ou hypodermiques de sérum artificiel, dont on variera la fréquence et la masse suivant l'état de la tension vasculaire et de la diurèse. Dans un chapitre, M. Talamon les croit utiles pour remédier à l'appauvrissement du sang résultant de l'abondance de l'exsudation pneumonique.

Chez les vieillards, l'adynamie et la défaillance rapide du cœur sont les deux dangers menaçants. La digitale (2 à 4 gr. de feuilles en infusion par jour) agissant contre la défaillance du myocarde, donne de bons résultats, mais il faut se défier de la digitale chez le vieillard, car elle s'élimine mal par les reins quand ceux-ci sont scléreux, ce qui est la règle à un certain âge. Il ne faut jamais la donner quand le cœur est mou et gras. Il faut lui préférer alors la caféine, à la dose de 0,50 à 1 gramme, en 24 heures.

Elle renforce l'action du cœur et fait uriner. L'alcool, à la dose de 100 à 150 gr., potion à l'acétate d'ammoniaque, régime lacté, boissons abondantes, auront pour but de relever les forces, de tenir en tension le système vasculaire et de pousser au maximum la dépuration urinaire, celle-ci, doublée de laxatifs légers, réduisant au minimum les intoxications exogènes et endogènes

Les injections sous-cutanées d'eau salée, conseillées par M. Bosc, peuvent être utiles. A ce propos, M. Bosc a publié une observation d'une femme âgée de 65 ans, atteinte d'une pneumonie double des deux sommets, chez laquelle on fit, à deux jours d'intervalle, deux injections de sérum artificiel, une première de 600 cent cubes et une seconde de 500 cent. cubes. « L'injection, dit-il, a déterminé une réaction intense assimilable à une défervescence critique typique, une expectoration plus abondante, des mictions et des sueurs, et fixé la température à la normale, mais sans apporter de modifications aux signes thoraciques. Elle a procuré une survie de cinq jours ; on ne pouvait pas d'ailleurs songer à une guérison, étant donné les lésions chez une femme de 66 ans, à l'agonie ».

Chez les enfants, étant donné que la pneumonie du sommet chez les enfants a tendance à se terminer spontanément par la guérison, l'expectation, dans ce cas, est préférable. L'emploi d'une bonne hygiène est la chose principale. On doit veiller à la régularité des selles, donner des liquides en abondance, du lait coupé de tisane et appliquer quelques ventouses sèches avec cataplasme sinapisé ; telles sont les indications qu'on doit remplir. Mais si on remarque quelques symptômes plus inquiétants du côté de la circulation ou de l'appareil respiratoire, etc., il sera bon alors d'intervenir et de recourir aux médicacations qu'on emploie ordinairement contre la pneumonie de l'adulte.

La digitale rend de très grands services ; mais on doit soigneusement en observer les effets, car le nombre des pulsations tombe souvent à un chiffre effrayant si on n'a soin d'interrompre à temps le médicament, qui conti-

nue son action deux et trois jours après son administration. Dans la forme adynamique, on retirera les plus
grands avantages de l'emploi des toniques et surtout de
la potion de Todd. Dans les formes cérébrales, les bains
tièdes, le bromure et le chloral seront utiles (Comby).

Chez les paludéens, la quinine est indiquée non seulement pendant la période aiguë de la pneumonie, mais encore au lendemain de la défervescence.

CONVALESCENCE. — Etant donné que les pneumoniques passent d'ordinaire vite et facilement à la convalescence on doit surveiller celle-ci. Il est des malades chez
lesquels la convalescence se fait franche, chez lesquels
l'appétit réapparait dès la défervescence, et le médecin trouve, dans ce cas, peu d'indications à remplir chez
son malade, qui rapidement, grâce à la diététique, retrouve toutes ses forces. Il en est d'autres qui, par suite
de leur débilité naturelle, de leur âge, du surmenage
qu'ils ont subi ou chez qui une maladie antérieure avait
déjà trouvés fatigués. Chez pareils convalescents, la médication tonique et stimulante trouvera de quoi s'exercer
(quinquina, extrait de valériane, frictions générales,
grands bains prudemment donnés, etc., etc.)

On ne doit pas laisser ces malades séjourner longtemps
dans un lieu propre à l'éclosion de la tuberculose, à
l'hôpital par exemple. On doit les renvoyer à la campagne,
au grand air, leur recommander une bonne hygiène, ainsi
qu'une nourriture saine et abondante.

CONCLUSIONS

1° La pneumonie du sommet est une affection fréquente qui survient surtout chez les débilités. On la rencontre plus souvent chez le vieillard, chez l'enfant et chez l'alcoolique. Son siège est beaucoup plus fréquent à droite qu'à gauche.

2° L'agent pathogène de la pneumonie du sommet est le même que celui de la pneumonie ordinaire, le pneumocoque. Cette localisation du pneumocoque au lobe supérieur du poumon est due, d'une part, à la moindre résistance de ce point de l'organe, ainsi que l'a fait remarquer Peter ; d'autre part, la circulation moins active de l'air dans les parties supérieures du poumon favorise l'arrêt des microbes dans cette région.

De plus, étant donné qu'il s'agit toujours d'individus débilités, il est permis de supposer qu'assez souvent, c'est une tuberculose antérieure, latente dans certains cas, avérée dans d'autres, qui prédispose le parenchyme à l'invasion du pneumocoque.

3° Le diagnostic présente quelques difficultés particulières, des lésions tuberculeuses chroniques ou à rapide évolution pouvant en imposer pour une pneumonie du sommet. Le diagnostic repose surtout sur la matité, au sommet et dans une des fosses sus-épineuses, et sur la résonnance de la voix au point percuté ;

4° Le pronostic est plus sérieux, mais seulement en raison du mauvais état général que l'on constate souvent chez les sujets atteints de pneumonie du sommet. Néanmoins, elle guérit presque toujours chez l'enfant. Chez le vieillard et l'alcoolique, elle est souvent mortelle.

5° Il est indiqué de la traiter énergiquement.

Chez les vieillards, le traitement doit être surtout excitant, on doit user de potions alcooliques et prescrire un régime fortifiant.

La caféine, la digitale, les ammoniacaux sont particulièrement indiqués. Les injections intraveineuses de sérum artificiel sont conseillées.

Chez les alcooliques, le traitement doit, avant tout, tendre à soutenir le malade. On doit proscrire toute médication débilitante. On aura recours à l'alcool, à l'opium, aux bains tièdes, au chloral, aux toxiques.

Chez l'enfant, sauf indications spéciales, l'expectation est préférable.

OBSERVATIONS

Observation Première

(Personnelle. — Due à l'obligeance de M. Calmettes, chef de clinique médicale ;
service du Pr Grasset, salle Achard, n° 25. M. Vires, agrégé suppléant.)

Pneumonie du sommet droit

Blanche Grimaud, artiste lyrique, âgée de 48 ans, entre à l'hôpital le 27 juillet 1900, où elle est couchée au n° 25 de la salle Achard-Espéronnier.

Antécédents héréditaires. — Rien à signaler.

Antécédents personnels. — Diarrhée de Cochinchine il y a 10 ans. Coliques hépatiques. Ethylisme manifeste.

Huit jours avant son entrée à l'hôpital, le 19 juillet, la malade se sent lasse, courbaturée ; elle a de l'insomnie avec céphalée intense.

Le 20 juillet, après une nuit sans sommeil, la malade est prise d'un frisson violent d'une durée d'un quart d'heure environ. Les vomissements surviennent. Elle tousse, se sent oppressée et crache un peu. Elle éprouve de la douleur au niveau du mamelon droit. Ce point de côté est réveillé par la toux. Les jours suivants, les vomissements cessent, la toux est un peu moins intense, le point de côté moins fort ; mais la malade se sent oppressée, essoufflée, l'anorexie est complète, les nuits sont sans sommeil et très agitées. La malade se sent chaude, sur-

tout le soir. Tous ces phénomènes la décident à entrer à
l'hôpital le 27 juillet.

Le 28 juillet, la malade a une toux pénible, les crachats
sont rares, mais très visqueux, adhérents au crachoir et
nullement rouillés. La malade est très oppressée, dyspnéi-
que : le nombre des respirations est de 32 par minute. La
parole est brève, entrecoupée. La face est injectée, les
pommettes sont rouges, les yeux sont brillants. La langue
est rouge et un peu sèche. La malade a présenté du subdélire la nuit.

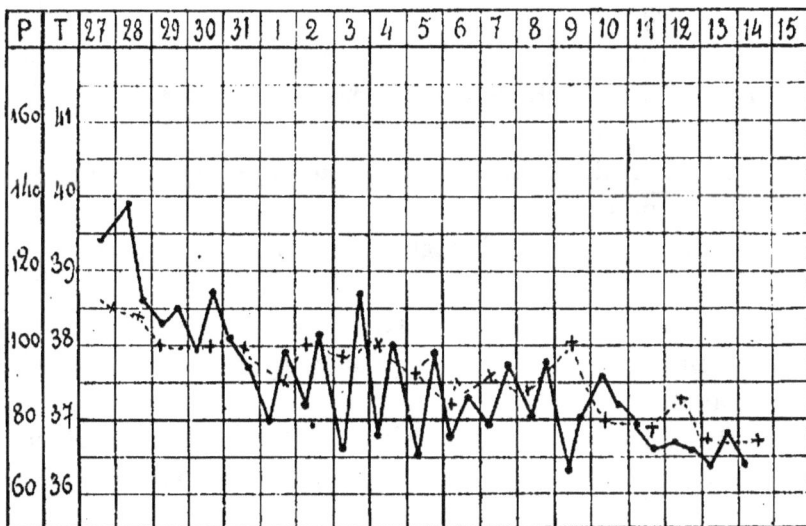

P	T	27	28	29	30	31	1	2	3	4	5	6	7	8	9	10	11	12	13	14	15
160	41																				
140	40																				
120	39																				
100	38																				
80	37																				
60	36																				

Salle Espéronnier-Achard, n° 25. — Pneumonie du sommet droit.

La température est : 39°4 le soir, 39°9 le matin ;
pouls, 110.

Appareil pulmonaire. — A l'inspection : pas d'amaigrissement notable. Les creux sus et sous-claviculaires sont
normaux. La paroi thoracique se soulève irrégulièrement
des deux côtés, les mouvements du thorax paraissent dimi-

nués d'amplitude du côté droit. Une forte inspiration réveille de ce côté une douleur vive, située à quatre travers de doigt au-dessous du mamelon.

A droite et en avant, on trouve une légère submatité au niveau du sommet droit avec des vibrations un peu exagérées et une respiration rude.

A droite et en arrière, on trouve une matité très nette et complète dans la fosse sus-épineuse ; submatité dans la fosse sous-épineuse ; sonorité dans les autres parties ; vibrations exagérées dans le tiers supérieur.

On perçoit au niveau de la fosse sus-épineuse un souffle tubaire très manifeste. Quand la malade parle, il y a bronchophonie. Quelques râles sous-crépitants, peu nombreux, surtout inspiratoires. Dans le reste de l'étendue du poumon droit, l'auscultation révèle simplement une respiration un peu rude.

A gauche, en arrière et en avant : sonorité normale, respiration rude ; pas de bruits anormaux.

Crachats rouillés, visqueux, adhérents au crachoir.

Rien de particulier à signaler du côté des autres organes.

M. le professeur-agrégé Vires, chef du service, porte le diagnostic de : pneumonie du sommet droit et ordonne la potion suivante :

Ipéca concassé 1 50
Faire infuser dans eau. . . . . 120 gr.

Réduire à 70 gr.
Et ajouter :

Sirop de polygala. . . . . . . ⎫
Sirop d'écorces d'oranges amères.⎭ àà 30 gr.

Régime lacté absolu, potion de Todd.

Le 31 juillet, la température est moins élevée, mais les phénomènes de subdélire nocturne, d'adynamie générale persistent encore. Du côté du thorax on trouve une matité moins grande au sommet droit et en arrière. Les vibrations sont moins exagérées. La bronchophonie, le souffle tubaire sont moins intenses. Aux deux temps de la respiration, on entend des râles sous-crépitants, localisés dans la fosse sus-épineuse droite. La dyspnée est moindre.

Examen des crachats. — Les crachats sont plus nombreux, muco-purulents, les uns adhérents et visqueux, les autres plus ocrés, quelques-uns sont encore rouillés.

Au microscope on trouve : cellules épithéliales, globules de pus, leucocytes, hématies, pneumocoques très nombreux ; pas de bacilles de Koch.

Analyse des urines :

Quantité	700 gr.
Densité.	1010
Réaction	Acide
Urée par litre.	15 2
Acide phosphorique, total par litre.	0 52
Chlorures par litre	0 70
Glycose.	Néant
Albumine	0 50 environ,
non rétractile.	

Le 8 août, l'état général de la malade est meilleur, la fièvre a diminué, mais la température oscille encore entre 38° et 37°.

Du côté du poumon, on trouve : submatité au sommet droit et en arrière, exagération des vibrations à ce niveau, plus de bronchophonie ni de souffle tubaire. La respiration est rude, de gros râles sous-crépitants persistent encore dans la fosse sus et sous-épineuse du côté droit. La malade a un peu de diarrhée. On supprime la potion à l'ipéca. On continue l'alcool et le régime lacté.

Le 15 août, apyrexie complète depuis le 11 ; le mieux s'accentue, l'état général est meilleur. La malade s'alimente un peu mieux, mais elle tousse encore et crache. L'examen des crachats ne révèle pas la présence de bacilles de Koch.

Au niveau du sommet du poumon droit et en arrière, on trouve une respiration rude et de gros râles sous-crépitants aux deux temps de la respiration.

Le 4 septembre, convalescence lente, la malade tousse et crache encore un peu ; la malade a une diarrhée intense. On ordonne :

> Salycilate de bismuth. . . . $\Big\}$ àà 0 20
> Salol . . . .

pour un cachet n° 4.

Le 27 septembre, la diarrhée n'existe plus. La malade éprouve depuis quelques jours de violentes palpitations survenant souvent la nuit, avec oppression et douleur au niveau de la région précordiale. On ordonne :

> Bromhydrate de quinine. . . $\Big\}$ àà 0 10
> Extrait de valériane . . . .

pour un cachet n° 4.

On supprime les cachets de salol.

Le 20 octobre, la malade se sent mieux. Elle ne tousse plus, ne crache plus.

A l'examen du poumon droit, on trouve, au niveau de

la fosse sus-épineuse, de la submatité ; les vibrations sont un peu exagérées, d'une respiration rude. Ce sont les seuls reliquats de la pneumonie. La convalescence est pourtant très lente. Les forces ne reviennent pas vite.

On ordonne :

Décoction de quinquina . . . . 220 grammes
Sirop d'écorces d'oranges amères. 30 —
Glycéro-phosphate de chaux 0,20
pour un cachet n° 2.

Le 9 novembre, la malade sort complètement guérie.

OBSERVATION II

Personnelle. — Due à M. Lagriffoul, chef de clinique médicale
Service du Professeur Carrieu, salle Combal, n° 6.
Pneumonie du sommet gauche.

Belugou (Antoine), âgé de 18 ans, homme de peine, entre le 9 novembre 1900 à l'hôpital.

Le malade est, d'habitude, bien portant. Aucune tare antérieure, pas d'éthylisme.

Le 5 novembre, le malade est pris de frissons violents, mal à la tête, douleur violente du côté gauche. La douleur est assez limitée sous le mamelon gauche. Le malade tousse un peu, les crachats sont muco-purulents, empesant le linge.

Le 9 novembre, le malade a eu une épistaxis. Ses lèvres sont couvertes de fuliginosités, il n'a pas perdu l'appétit; pas de vomissements, pas de diarrhée. La langue est sèche ; le ventre n'est pas douloureux.

A la percussion, on trouve de la submatité au sommet

gauche, sonorité exagérée à partir du quatrième espace intercostal. L'espace de Traube est très bien conservé. Les vibrations thoraciques sont exagérées au sommet gauche.

A l'auscultation, on trouve une respiration soufflante, des râles sous-crépitants dans la fosse sous et sus-épineuse, un peu de retentissement vocal au sommet gauche, quelques frottements pleuraux. Du côté du sommet droit il n'y a rien d'anormal.

Le pouls est très faible, très fréquent, 150 et plus à la minute ; il est irrégulier. Du côté du cœur, il existe de l'arythmie, le premier bruit est très faible. La température est de 40° le 9 au soir, et de 39° le 10 au matin.

M. le professeur Carrieu fait le diagnostic de : fluxion pleuro-pulmonaire du sommet gauche.

Et prescrit :

Acétate d'ammoniaque. . .   4 gram.
Teinture de kola. . . . .   } àà 3 gr.
Teinture de cannelle . . . }
Sirop de quinquina. . . . 30 —
Eau de mélisse . . . . . . 90 —

Ipéca . . . .   2 —
Ecorce d'oranges amères . .   2 —
Infuser dans eau. . . . . 100 —
Réduire à . . . . 90 —

Ajouter :

Sirop diacode . . . . . . 20 —
Sirop de nerprun . . . . 10 —
Sirop de ratanhia . . . . 15 —

Le 12 novembre, les crachats sont rouillés. L'examen microscopique des crachats a montré des pneumocoques en grande abondance. Le malade est toujours très affaissé. La langue est bonne. Le malade a un peu saigné du nez, il a transpiré beaucoup ; les urines sont peu abondantes, fortement colorées.

Le pouls est moins fréquent, 120 à la minute, la température est tombée, 36°,4. Le premier bruit du cœur est mou, il est dédoublé.

La submatité du sommet gauche n'existe pas. Les vibrations thoraciques sont encore exagérées ; la respiration est soufflante ; il existe quelques râles crépitants et des frottements pleuraux, plus de retentissement vocal

Traitement :

Supprimer l'ipéca.

Injection d'huile camphrée.

Le 14 novembre, la respiration est bruyante, il existe encore quelques râles sous-crépitants. Le pouls bat entre 110 et 115 à la minute ; la température est à 36°,9 le soir, 36°,2 le matin.

Le 16 novembre, la respiration est un peu bronchitique, mais il n'existe plus de râles et la sonorité est revenue.

Traitement :

Supprimer l'acétate d'ammoniaque dans la potion.

Le 16 novembre, le malade se sent bien, il ne tousse plus, les crachats presque nuls, sont normaux, la température est normale, le pouls est à 90.

Le 22 novembre, les vibrations thoraciques sont diminuées au niveau du sommet gauche ; l'expiration est un peu prolongée ; quelques adhérences pleurales. Donc un peu d'induration pulmonaire et d'épaississement de la plèvre, teinture d'iode en badigeonnage.

Le 25 novembre, le malade est sorti guéri.

OBSERVATION III

(Résumée. — Communication faite à la Société de médecine et de chirurgie, pratiques, par M le professeur-agrégé Vires, dans la séance du vendredi 3 mars 1900.)
Pneumonie latérale des sommets

La malade X..., est couchée au n° 17 de la salle Sainte-Marie. Elle est âgée de 65 ans.

Hospitalisée depuis longtemps, elle est gâteuse, incapable de toute manifestation intellectuelle ou physique. Elle a fait, du reste, un séjour à l'asile ; un de ses enfants y est actuellement interné. Jusqu'au 14 janvier, sa santé habituelle était bonne. Elle mangeait bien, restait immobile sur la chaise, indifférente à ce qui se passait autour d'elle et ne sortant de son impassibilité qu'au moment des repas.

C'est l'état général qui a attiré d'abord l'attention : la face est rouge et uniformément congestionnée ; la malade est inquiète, agitée ; elle bredouille des mots inintelligibles ; elle accuse cependant de la céphalalgie ; elle refuse toute alimentation.

La température atteint 38°,5. Le pouls, mou, irrégulier, bat 100 à 104 fois à la minute.

La percussion nous fait reconnaître de la submatité aux deux sommets en arrière, de l'hypersonorité partout ailleurs.

L'auscultation nous fait entendre un souffle bronchique très net au sommet droit, dans la ligne axillaire ; au-dessous de la fosse sus-épineuse, foyer maximum du souffle, râles inspirateurs, gros, humides, inégaux.

Au sommet gauche, le murmure vésiculaire est très affaibli : on perçoit quelques râles inspirateurs.

Le reste du thorax est normal. Pas d'expectoration. Le diagnostic est porté de pneumonie du sommet double et, en raison de cette localisation, de l'âge avancé de la malade, du délire qui s'installe progressivement, de la température élevée chez une sénile, d'un pouls mou, irrégulier, petit, traduisant l'infériorité fonctionnelle d'un myocarde arythmique et à bruits assourdis, le pronostic est porté sévère.

Traitement.— Potion montpelliéraine à l'ipéca. Potion de Todd. Lait. Café. Pas de médication locale.

16 janvier. — Temp. matin, 37°,5. Soir. 39°,8. Pouls 106.

Etat général. — Délire, agitation, facies rouge, langue sèche, rôtie ; adynamie profonde.

Etat local. — Submatité aux sommets ; souffle très fort gauche ; râles humides bulleux à tonalité grave au-dessus de la fosse sus-épineuse.

17.— Temp. 37°,7. Soir, 38°,4. Pouls mou, dépressible.

Etat général toujours très grave; adynamie.

Etat local. — Submatité aux deux sommets. Le souffle a disparu. Remplacé par une respiration rude coupée de râles humides.

18, 19, 20.— La malade reste toujours profondément affaissée ; l'état général est très grave. Elle est abattue, refuse toujours de s'alimenter. Le délire devient plus bruyant, surtout la nuit. La langue est sèche, complètement rôtie. Il n'est pas possible de recueillir les urines ; la malade est gâteuse.

Pas de dyspnée ; dans la journée, quelques rares secousses de toux, mais sans jamais aucune expectoration.

La température est tombée : elle oscille entre 38°5, température maxima, et 36°8, température minima. Cette défervescence n'implique nullement une amélioration locale en général. Le pouls est petit, mou, très rapide, complètement dépressible, 106 à 110. Le cœur est mou ; les contractions sont irrégulières, désordonnées. La main est soulevée. Les bruits sont assourdis.

Il y a donc une aggravation manifeste, encore que la température soit peu élevée.

Localement, la pneumonie suit son cours. Elle se traduit toujours par la submatité absolue, complète aux sommets. Les signes stéthoscopiques sont variables ; mais, par intermittence, apparaissent le souffle bronchique, les râles humides ; on trouve même de la bronchophonie : il n'y faut cependant pas attacher une importance capitale. La voix est faible, incertaine, naturellement chevrotante. Il y a indication à relever le cœur et à désobstruer, par la stimulation rénale, l'organisme ; cette indication est remplie par une infusion de 60 centigrammes de poudre de feuilles de digitale, 30 grammes rhum ; lait, café.

A partir du 21 janvier jusqu'au 3 février, c'est-à-dire pendant 13 jours, la médication digitalique est continuée. du 21 au 24 janvier on donne 60 centigrammes de poudre de feuilles de digitale.

Du 24 au 30, on donne 1 gr. 50, et du 30 janvier au 3 février, 1 gramme. Pendant toute cette période, il n'a pas été observé un seul accident : pas de syncope, pas de vomissements, pas d'hypothermie.

L'état général se modifie dès le troisième jour de la médicatio ndigitalique : la malade est moins abattue, moins asthénisée ; la face est moins colorée ; le délire s'atténue ; il ne se manifeste que la nuit. Il est moins bruyant. La

langue devient moins sèche, moins rôtie. La malade se
soulève seule. On peut arriver à lui tirer quelques mots.
Pas d'expectoration. Quelques secousses de toux pendant
la journée. Localement, mêmes signes stéthoscopiques
que plus haut : souffle mobile, râles persistants, submatité constante aux sommets. Bronchophonie aux sommets
et dans le creux axillaire droit.

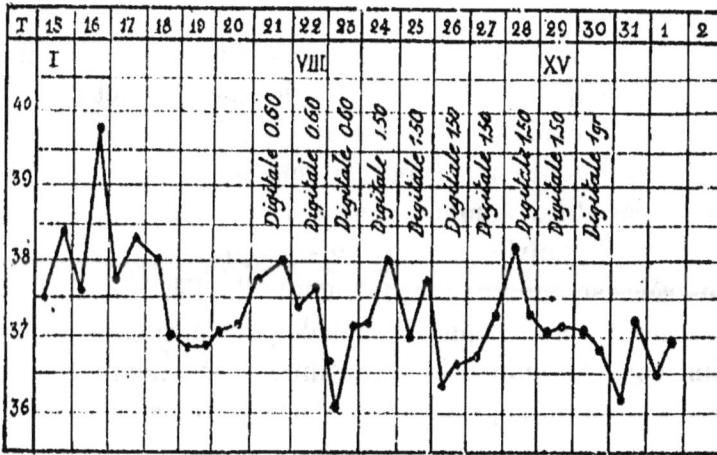

Salle Sainte-Marie, n° 17. — Pneumonie latérale des sommets.

Le pouls est plus fort, moins rapide 90, 96 ; le cœur se
régularise, il reste un peu arythmique, les bruits valvulai-
res sont plus précis.

Diurèse très abondante, qu'il est malheureusement
impossible de mesurer.

Devant ce mieux être général et ce relèvement du cœur,
la médication digitalique est augmentée : on prescrit
1 gr. 50, 24, 25, 26, 27, 28, 29, 30 janvier.

Pendant ce septénaire, la malade prend 1 gr. 50 de poudre de feuilles de digitale.

L'état général se relève de plus en plus ; la température se régularise.

Elle atteint, le 28 janvier au soir, 38°2, température maxima, le minima a été 36°4, réalisé le 26 janvier. En dehors de ces deux points extrêmes, elle oscille également, sans trop s'éloigner, autour de 37.

Le pouls est régulier, il bat 60 à 70 fois à la minute.

Le cœur est régularisé. Plus d'arythmie. Bruits d'intensité normale.

Localement, la submatité diminue aux sommets. Elle disparaît complètement le 28 janvier au sommet droit ; persiste encore au sommet gauche jusqu'au 30 janvier.

Le souffle s'atténue progressivement : il a quelques retours, variables comme détermination topographique, mais dès le 28 janvier, il n'est plus perçu...

Les râles se modifient rapidement : ils disparaissent le 30 janvier. A cette date, la malade peut être considérée comme convalescente. Nous continuons cependant la médication digitalique, mais nous ne donnons plus que 1 gramme.

Le 3 février, la digitale est supprimée. Depuis le 29 janvier, la température reste fixée à 37°. Le pouls est bon, plein, battant 50 à 60 à la minute.

L'état général est très satisfaisant : langue dépouillée, facies amaigri, mais sans congestion ; appétit revenu ; la malade s'assied seule sur son lit, se soulève.

Localement, la percussion ne dénote plus de condensation ; l'auscultation permet d'entendre un murmure vésiculaire un peu rude avec quelques gros râles sous-crépitants. Guérison.

Observation IV

(Communication faite par M. le professeur-agrégé Bosc, *Presse médicale*, n° 49; 17 juin 1896)

Pneumonie bilatérale des sommets

La malade L..., âgée de 65 ans, est bien portante, en dehors d'un état de faiblesse dû à son âge et à une vieille bronchite chronique, jusqu'au 23 février 1892.

Le 23 février, elle se plaint d'être abbatue et, le 25, nous la trouvons au lit, en décubitus dorsal, laissant aller sa tête sur l'oreiller, la face très pâle, le regard atone, la respiration fréquente et pénible, le pouls fréquent, rapide, dépressible. La température axillaire est à 38 degrés. Au sommet droit et en arrière, matité avec augmentation des vibrations locales ; respiration légèrement soufflante, avec des râles sous-crépitants fins ; au sommet gauche, respiration plus haute, rude, râles fins disséminés. Le reste du poumon a la sonorité normale et à l'auscultation, on retrouve les râles de bronchite ordinaires chez la malade. Dans la soirée, cet état s'aggrave ; la malade est assise sur son lit, la face très pâle, complètemment défaite, la respiration très pénible, l'expiration se terminant par un gémissement plaintif. Même signes aux sommets, mais plus marqués ; râles d'œdème disséminés aux bases. Le pouls est fréquent, 120, dépressible. Température axillaire, 38°2. Moiteur de la peau. Ventouses, ipéca, lait, rhum.

Le 26 février, la malade est encore plus affaissée que la veille Les phénomènes de congestion des sommets s'accentuent et indiquent une hépatisation nette. L'œdème

pulmonaire fait des progrès. Température axillaire, 38°.
Dans l'après-midi, la respiration devient très pénible, fréquente, et la température axillaire monte à 39°1.

Le 27, l'état général s'aggrave encore. La malade est
en décubitus dorsal, les paupières closes, le corps en
révolution. Pouls, 125. Température axillaire, 39,5. Elle
présente 40 respirations par minute, avec une inspiration
saccadée, une expiration brusque qui se termine dans un
gémissement. Les urines sont rares, très colorées, et
ne contiennent que très peu d'urée, très peu de chlorures
et des traces fortes d'albumine non rétractile.

Vers 4 h. et 1[2 du soir, la malade est moribonde,
respiration très superficielle, avec longues pauses irrégulières, cyanose de la face et des extrémités, pouls à 120,
très dépressible et intermittent.

On fait une saignée de 200 grammes, et, en même
temps, on procède à une injection sous-cutanée de 600 centimètres cubes de sérum artificiel à la température de
39° C., dans la partie externe de la cuisse et du flanc
gauche. Le sang de la saignée est noir violacé et colore
fortement les parois du vase. Pendant cette injection, qui
a duré vingt minutes environ, on voit la malade se remettre
peu à peu ; le pouls se sent facilement, et les intermittences sont moins nombreuses ; la malade ouvre les paupières, le regard devient vif, éveillé, la cyanose et les
refroidissements périphériques diminuent.

Pendant l'injection, on malaxe les parties où s'accu-
mule le liquide, lequel est d'ailleurs rapidement absorbé.

A la fin de l'injection, la malade exprime un sentiment
de bien-être. La respiration est très gênée, mais bien plus
facile que précédemment ; le cœur, toujours fréquent, est

redevenu régulier, et la malade tient facilement sa tête sur l'oreiller.

A six heures du soir, c'est-à-dire deux heures après l'injection, la température axillaire est de 40°6, le pouls bat 150 et 160 fois par minute. La face est cyanosée, la respiration, très fréquente, est agitée ; excitation générale avec affaissement.

A sept heures, la congestion de la face a disparu, la cyanose est remplacée par de la pâleur ; la température est encore dans l'aisselle à 40°5, le pouls à 160. Mais les battements de l'artère sont très réguliers et plus énergiques, et la respiration est tombée de 44 à 32. Toux et expectoration plus faciles.

L'état de la malade va en s'améliorant et le véritable orage qui a débuté une heure après l'injection s'e.t calmé.

A huit heures, en effet, la température est tombée à 37°6, le pouls est à 125, la malade redresse la tête sur l'oreiller, suit des yeux ce qui se fait ; elle parle, et son regard a repris toute sa vivacité. L'affaiblissement est encore très grand. Cette amélioration persiste durant toute la nuit et la matinée du 28.

Le 28, à sept heures du matin, nous la trouvons, en effet, avec un regard vif, la physionomie moins affaissée, le pouls à 126, régulier, et avec une température axillaire de 37°3. La respiration est cependant fréquente, à 40 par minute. L'examen des poumons indique la persistance du même état. Les urines émises dans la journée du 28 ont été bien plus abondantes.

A cinq heures de l'après-midi, l'affaissement fait de nouveau des progrès. La malade est abattue dans son lit, en décubitus dorsal, les yeux clos, les doigts cyanosés, la respiration difficile à 46. Le pouls est monté à 145, avec une intermittence toutes les huit ou dix pulsations.

Matité du sommet du poumon droit, submatité du sommet gauche.

Râles d'œdème dans les deux poumons ; respiration soufflante, râles crépitants, fins, aux deux sommets, bien plus marqués à droite. On fait une nouvelle injection de 600 centimètres cubes de sérum artificiel dans le tissu cellulaire sous-cutané de la cuisse et de la fosse iliaque.

Pendant l'injection, le pouls demeure fréquent et les intermittences disparaissent, la respiration s'améliore et la physionomie de la malade s'éveille.

Une heure après l'injection, la température, de 37°7, qu'elle était avant l'injection, est montée à 38°4. Cette amélioration persiste toute la nuit. Malheureusement, la température n'a pas été suivie.

Le 1er mars, à neuf heures du matin, nous retrouvons la malade dans un état d'affaissement prononcé avec cyanose, ralentissement respiratoire et tirage, pouls à 160, rapide, bref, dépressible, intermittent; embryocardie. Le poumon est dans le même état. Les injections de caféine n'ont aucun effet. Bientôt, la respiration ne se fait plus que par une sorte de bâillement.

A 4 heures et demie, nouvelle injection sous-cutanée de 500 cent. cubes. La température axillaire est de 37°,3. Cette injection relève encore le pouls, rend son rythme régulier, fait disparaître toute intermittence ; l'abattement est moindre. Mais la température, au lieu de s'élever comme à la suite des précédentes injections, s'abaisse, et, une heure après, on ne trouve que 36°,5 dans l'aisselle.

La nuit a été relativement bonne; mais, le lendemain matin l'affaissement augmente dans des proportions rapides.

Le 2 mars au matin, température axillaire 36°,8, pouls 160, respiration 80.

Dans la soirée, le maximum thermique est de 36°,2.

Le 3 mars, l'hypothermie s'accentue ; température axillaire 35°,8, affaissement extrême. Pouls 160, à peine perceptible.

A partir de 1 heure de l'après-midi, le pouls est incomptable et il existe un rythme respiratoire voisin du Cheyne-Stokes. La résolution est complète et la mort survient à 3 heures de l'après-midi.

A l'autopsie, on constate une pneumonie des deux sommets, plus marquée à droite avec un œdème généralisé au reste des poumons.

Les reins sont congestionnés, sans lésion macroscopique apparente. Congestion passive généralisée de tous les organes.

Observation V

(Béhier, Clinique médicale)
Pneumonie du sommet chez un alcoolique

Cet homme, âgé de 52 ans, exerce la profession de tonnelier, tousse depuis plusieurs années tous les hivers sans avoir éprouvé d'hémoptysie, sans amaigrissement notable. Il fut pris, dans la nuit du 20 au 21 janvier 1862, sans cause appréciable, de violents frissons, avec dyspnée intense, courbature générale, douleurs très vives aux deux côtés de la poitrine pendant l'inspiration, et surtout pendant la toux (nous apprenons que depuis longtemps il se livrait à des habitudes d'ivrognerie).

Tombé le 22, il offre l'état suivant : le pouls est dur, fort et fréquent ; la respiration est haute, sifflante ; la dyspnée très vive : les accès de toux sont répétés, surtout quand il est assis, et l'expectoration, rare et difficile, ne présente pas de coloration caractéristique. Toute la partie antérieure du thorax, même la région précordiale, donne à la percussion un son très clair. En arrière, on ne trouve de matité qu'à droite, dans la moitié supérieure du poumon.

Dans ces mêmes points, du côté droit, on constate un souffle très rude, de la bronchophonie, des vibrations exagérées des parois à la palpation.

Julep avec émétique 0,20 ; et pour la nuit, julep avec 2 gr. d'extrait de kina.

Le 23. — Même état ; l'émétique a déterminé une diarrhée très abondante (même prescription).

Le 24. — La dyspnée est moindre ; sauf cela, rien n'est changé. La diarrhée a persisté (même prescription).

Le 25. — La toux est moins fréquente et moins pénible ; la diarrhée a cessé ; il y a un peu d'agitation (même traitement plus un lavement avec musc 0,10).

Le 26. — Même état ; crachats rouillés.

Le 27. — Même souffle, toux très rare, crachats rouillés (même traitement).

Le 29. — Quelques râles très rares se mêlent au souffle toujours intense, le pouls est moins dur et moins fréquent ; il a toujours des rêvasseries (même traitement).

Le 31. — Le râle crépitant humide a persisté et l'on peut espérer que bientôt la convalescence va commencer. L'émétique est remplacé par 3 gr. d'oxyde blanc d'antimoine (on continue l'extrait de quinquina, vin de Bordeaux 500 gr.).

Le 1ᵉʳ février. Délire pendant la nuit, on n'entend plus de râles de retour, mais de nouveau un souffle très dur dans toute la moitié supérieure du poumon droit (on applique un large vésicatoire sur le côté droit et un à chaque bras et à chaque mollet). — L'oxyde d'antimoine est suspendu : julep diacode.

Le 3.— Le délire a persisté : le malade, dont les réponses sont difficiles à obtenir et très brusques, conserve encore beaucoup d'abattement le matin et se plaint du vague qui existe dans ses idées. La respiration est très anxieuse, râlante. A l'auscultation, on trouve tout le poumon gauche et la moitié inférieure du poumon droit remplis de gros râles. Le souffle est devenu d'une rudesse excessive. Le retentissement de la voix est fort. Le pouls est très fréquent, 120, et mou (Le vin de Bordeaux et l'extrait de quinquina sont continués. On y ajoute une potion au musc, 0,40 ; opium, 0,15 en pilules).

Le 4.— Nuit plus calme, sans délire. Le pouls, toujours fréquent, est plus dur. Les vésicatoires, appliqués au bras et à la jambe, ont déterminé de l'œdème. La respiration est moins anxieuse, le souffle est toujours rude et de nouveau mêlé de quelques râles des deux poumons. Au côté droit, au-dessus des points envahis par le souffle, on entend un bruit de frottement pleural très net ; pas de douleurs de côté, pas de matité ni d'égophonie dans les points correspondants (même traitement, extrait d'opium 0,20).

Le 5.— La nuit a été assez calme, sans délire : la respiration paraît plus libre, la toux est beaucoup moins fréquente ; il y a un peu de céphalalgie ; le pouls est à 128. Le souffle rude persiste, de même que le bruit de frottement, mais les râles de bronchite sont beaucoup moins abondants.

Le 10. — Le malade est toujours agité, ses mouvements sont tremblants et indécis ; la voix est chevrotante ; le pouls est le même ; le souffle tubaire du sommet droit persiste. L'extrait d'opium est supprimé, de peur de le voir entretenir ce vague de l'intelligence. Du reste, le traitement n'est pas changé ; on applique un large vésicatoire sur le côté droit de la poitrine en avant.

Le 13. — L'état général ne présente aucune amélioration ; les crachats sont toujours visqueux ; le pouls est fréquent, 130 ; la peau est chaude ; le souffle persiste à droite ; mais en faisant un examen complet de la poitrine, on trouve des signes locaux qui n'existaient pas auparavant. Au niveau de l'aisselle, du côté gauche, l'auscultation fait découvrir, dans l'étendue de la main, à peu près, un souffle tubaire peu intense, mélangé et entouré de râles crépitants secs et fins, qui n'existe pas plus bas ni plus haut. A ce niveau, la sonorité est positivement moindre, c'est un nouveau point de pneumonie. Vésicatoire aux deux cuisses et aux deux bras ; 500gr. bordeaux ; 2 gr. de kina ; julep avec 10 gr. d'acétate d'ammoniaque quatre.....

Le 15. — Même état sur tous les points (même traitement, plus julep avec musc, 0,40 ; lavement avec musc, 0,40 ; laudanum, 20 gr. 5).

Le 17. — Le malade paraît beaucoup plus calme. On entend, des deux côtés, quelques râles humides mêlés au souffle, pouls à 122. (Large vésicatoire sur le côté gauche).

Le 25. — La pneumonie est guérie, l'auscultation le constate ; peau moins brûlante, pouls moins fébrile, 104 ; mais l'état de subdélirium continue, et le tremblement dans tous les mouvements persiste (même traitement).

Le 1ᵉʳ mars. — Même état, même tremblement. Dans l'hypothèse d'une lésion cérébrale véritable qui entraînerait cet état, je fis suspendre tout le traitement et le remplaçai par le sod. pot. 4 gr.

Le 2. — Même état, même traitement.

Le 3. — A 3 heures du matin, secousses consulsives pendant une demi-heure. Mort.

Le 4. — *Autopsie*. Le lobe supérieur du poumon droit est transformé tout entier en substance d'un gris bleuâtre, compacte, solide et résistant sous le doigt sans le laisser pénétrer ; tous les lobules du poumon se dessinent d'une manière très nette en lignes noires sur le fond gris de la masse indurée. Telles sont les seules lésions que l'on constate à la base du lobe supérieur dans une étendue de 2 cm., mais à partir de ce point jusqu'au sommet, le tissu est criblé de petits tubercules d'apparence caséeuse non encore ramollis, restant tous séparés et présentant depuis le volume d'un grain de millet jusqu'à celui d'un pois.

A gauche, on ne trouve plus aucune trace actuelle d'hépatisation véritable, mais au sommet, il existe aussi quelques tubercules, très petits, mais non encore ramollis.

Les deux poumons, dans le reste de leur étendue, laissent échapper, à la pression, surtout le gauche, une grande quantité de sérosité mêlée de bulles d'air. Trace de la phlegmasie antérieure.

Cerveau. — Dans les méninges existe une effusion séreuse très abondante, sans teinte purulente et sans fausses membranes ; la pulpe cérébrale est de consistance normale, sans hémorragie, et sans congestion locale ou générale bien marquée.

Observation VI

(Le Sage. Th. de Paris. 1896)
Pneumonie du sommet droit chez un alcoolique
Delirium tremens. — Guérison

Le nommé H..., argenteur de glace, âgé de 37 ans, entre le 20 mai 1893 à l'hôpital Tenon.

D'après les renseignements fournis par la famille, cet homme serait malade depuis une huitaine de jours. C'est tout ce que l'anamnèse nous apprend ; l'état mental du patient ne permettant aucun examen rétrospectif.

A l'heure actuelle, le malade est furieux, l'air agacé, répondant sans discernement aux questions qu'on lui pose. Il dit qu'il ne souffre nulle part, mais qu'il lui est arrivé des malheurs qui le rendent triste. Il est continuellement en mouvement dans son lit, remue les bras, les jambes, ramène sans cesse, de ses doigts agités, les draps sur la poitrine. Les lèvres, la langue ont des tremblements fibrillaires : il en résulte une trémulation dans la parole qui rend celle-ci toute particulière.

En résumé, ce malade se présente avec toutes les apparences d'une attaque de delirium tremens.

Aucun symtôme méningitique.

L'état général est bon, pas d'amaigrissement, bon faciès. La température qui, ce matin, était de 39°, température rectale, est actuellement de 37,3.

La langue est légèrement saburrale, l'estomac fonctionne bien, les selles sont régulières. Le cœur est normal, le pouls régulier. Le foie, la rate, ne présentent rien de particulier. Les urines sont normales de couleur et d'abondance. Le malade ne tousse pas, il a cependant rendu quelques crachats visqueux, adhérents au crachoir, tirant sur la teinte rouillée ; pas de dyspnée.

A l'examen des poumons, nous trouvons : à droite et en arrière, une matité franche dans la fosse sus-épineuse, exagération des vibrations thoraciques ; souffle, bronchophonie. Dans l'aisselle, près du sommet, souffle tubaire ; grosse bouffée de râles sous-crépitants un peu au-dessous.

En avant, sous la clavicule : matité et mêmes signes qu'en arrière, mais souffle tubaire plus intense (potion de Todd ; lavement de chloral, 4 gr. Régime lacté).

Le 21 mai. — Le malade est toujours dans le même état d'agitation. Il a eu, de plus, des hallucinations de la vue, de l'ouïe, du toucher. Il a vu des gens qui le menaçaient d'un couteau. Il a entendu deux hommes qui lui faisaient des propositions honteuses et il les a sentis se glisser dans son lit pour mettre leur dessein à exécution. Il en a éprouvé une vive terreur et s'est enfui de son lit, malgré ses voisins et malgré les infirmiers, qui ont dû le changer de ce lit, où il savait « qu'ils étaient étendus ». Malgré ces hallucinations, la pneumonie a évolué sans encombre. Les signes stéthoscopiques sont d'accord avec cette chute brusque de la température constatée la veille; le souffle a considérablement diminué d'intensité; les râles sous-crépitants de l'aisselle ont disparu.

On trouve seulement en avant, dans les deux tiers supérieurs, une respiration sibilante, irrégulière. T. 37°2.

Le 22 mai. — Le malade est calme; il comprend mieux. Le tremblement des lèvres et de la langue persiste ; la parole est trémulente. On l'interroge sur ses habitudes antérieures ; il buvait un litre de vin par jour, quatre ou cinq absinthes et des petits verres.

Le 25 mai. — État stationnaire ; les signes stéthoscopiques ont presque disparu.

Le 27 mai. — Sortie du malade ; guérison.

A noter : localisation au sommet ; terrain alcoolique, réaction délirante ; intensité plus grande des signes dans l'aisselle.

OBSERVATION VII

(Observation lue à la séance du 19 avril 1886 de la *Société fribourgeoise de Médecine*, par le docteur Ant. Farve).

Pneumonie du sommet droit. — Hémiplégie gauche.— Suppression du pouls de la radiale droite.

Elise B..., âgée de 22 ans, est à Fribourg depuis trois mois. Père mort de hernie étranglée, mère en bonne santé. A été bien portante jusqu'au samedi 31 octobre 1885. Après avoir lavé, le soir, elle fut prise d'un frisson très violent qui a persisté une partie de la nuit. Le lendemain, courbature générale, céphalalgie, anorexie, toux et dyspnée.

Les jours suivants, ces symptômes s'aggravent encore. Entrée à l'hôpital de la Providence le 4 novembre.

Le 5 novembre. Personne de petite taille, très replète. Décubitus dorsal. Face très rouge. Se plaint surtout de douleurs dans les membres et le tronc. Pas de point de côté. Réponses difficiles à obtenir. Pouls 120, régulier, plein. Respiration, 40. Température, 39°,8. Urine légèrement albumineuse, contenant des urates en excès. Constipation. Pas de vomissements. Langue saburrale. La pupille gauche présente un coloboma, produit par une iridectomie pratiquée, il y a trois ans, à la suite d'une blessure, par corps étranger, du cristallin dont on aperçoit des débris capsulaires.

A l'auscultation et à la percussion, le cœur ne présente rien de particulier. Poumons : en avant, à droite, en haut, jusqu'au bord inférieur de la seconde côte, submatité ; du même côté, en arrière, submatité dans la fosse sus-épineuse. Du côté gauche, rien de particulier. A l'auscultation, respiration rude et râles sibilants au sommet droit, en avant et en arrière. L'abdomen paraît augmenté de volume par météorisme et surcharge graisseuse. Pas de sensibilité spéciale à la palpation.

Du 6 au 7 novembre, cet état se modifie peu. Apathie, somnolence, quelques vomissements alimentaires et selles liquides. La malade tousse et crache peu. Les crachats (environ 15 cc. dans les 24 heures) sont incolores, transparents ou gris blancs, très visqueux. La fréquence respiratoire varie de 30 à 40. Température, matin, 39°,9 et 40 ; soir, 39°,5 et 37°,8 (antipyrine, 3 grammes).

Le 8, matité très nette au sommet droit jusqu'au bord supérieur de la troisième côte, en avant et dans la fosse sus-épineuse en arrière. Souffle bronchique, bronchophonie, râles crépitants et augmentation du frémitus vocal sur l'étendue indiquée mate par la percussion. Râles sibilants et ronflants à gauche. Rate agrandie. Crachats rouillés, très adhérents, qui, examinés au microscope, contiennent, outre les éléments cellulaires que l'on rencontre dans les crachats pneumoniques, une quantité de bactéries de différentes formes, un assez grand nombre de diplococcus avec ou sans capsule, des micrococcus rangés en chaînettes, quelques bacilles et leptothrix. Température, matin, 39°,8 ; soir, 38°,5.

Du 9 au 10. Pas de changement. Température, matin, 39°,9 et 37°,2 ; soir, 37°,8 (antipyrine) et 39°,6.

Le 11, au matin. Température, 37°,2. Pouls, 72, régulier, faible, pris à la radiale gauche, car à droite, il est imperceptible ; l'axillaire du même côté ne présente également pas de pulsations. La température du membre supérieur droit est notablement inférieure à celle du membre supérieur gauche. Râles crépitants et souffle bronchique au sommet droit, râles sibilants et ronflants sur toute l'étendue des deux poumons.

Le 11, au soir. Dans le courant de l'après-midi, sans perte de connaissance, s'est développée une hémiplégie gauche complète, que je constate à ma visite à 5 heures. Il y a abolition complète de la matité et de la sensibilité des deux membres du côté gauche, de plus, ptosis, commissure labiale abaissée, langue déviée du même côté ; prononciation difficile, réponses lentes, somnolence, sueur froide sur tout le corps, respiration stertoreuse. Pouls, 68, faible, régulier. Température, 36°,2 ; respiration, 36°.

A l'auscultation, on perçoit des râles crépitants sur une étendue plus grande que le matin, nombreux râles muqueux à droite, en avant ; en arrière, des deux côtés, râles sibilants et ronflants. Le choc du cœur n'est pas perceptible à la palpation. A l'auscultation, les bruits paraissent purs, mais affaiblis. Prescription : injections sous-cutanées d'huile camphrée.

Le 12. Le membre inférieur gauche a repris sa sensibilité et, en partie, sa motilité. La malade, qui n'a pas uriné depuis la veille, rend en une seule fois environ 1000 cc. d'urine. Les bruits du cœur sont moins faibles. La rate est palpable sans douleur. Température, matin, 36°,4 ; soir, 36°,6. Pouls, 76. Respiration, 30.

Le 13. La sensibilité est revenue au membre supérieur gauche. Les signes stéthoscopiques se sont améliorés, ainsi que l'état général. Température, matin, 36°,4 ; soir, 36°. Pouls, 72. Respiration, 26.

Le 16. La malade ne tousse plus. Les bruits du cœur sont un peu irréguliers, et râpent à la pointe. Température, 36°,9 et 37°,1. Respiration, 28. Pouls, 68.

Le 18. Les bruits du cœur sont réguliers, à la pointe, le premier bruit seulement est un peu râpeux.

Le 21. Il y a de nouveau un peu d'arythmie des bruits du cœur, le premier ton à la pointe a encore le même caractère que le 18.

Le 6 décembre seulement, le pouls est redevenu perceptible à la radiale droite. La malade se lève et marche, mais en traînant la jambe gauche.

Le 7. Elle commence à mouvoir un peu le bras gauche.

Le 17. Elle sort de l'hôpital, traînant encore la jambe et ayant encore les mouvements du bras gauche très restreints.

Au commencement de janvier 1886, j'apprends par lettre que son état s'est sensiblement amélioré, quoique la motilité du côté gauche laisse encore à désirer.

BIBLIOGRAPHIE

ANDRAL. — Clinique médicale, 4ᵉ édition, t. I, p. 460.

BARTH. — Art. *Pneumonie* du Dictionnaire Dechambre.

BARTH. — Trait. de la pneum. par les bains froids. *Soc. médicale des hôpitaux*, 27 juin 90.

BARTH et ROGER. — Traité pratique d'auscultation.

BARTH. — Art. *Pneum.* Dict. encycl., 2ᵉ série, t. XXVI.

BEAU. — Etude clin. sur les mal. des vieillards, p. 21.

BÉHIER. — Clinique médicale.

BOUILLAUD. — Clinique médicale.

BRIQUET. — *Archiv. génér. de médec.*, 1840, t. IX.

BOSC. — Les injections intraveineuses de sérum artificiel dans les maladies infectieuses et intoxications, *Presse médic.*, 1896.

BROUARDEL et GILBERT. — Traité de médecine.

CAUTIÉRI. — Pneumonie par influenza, 28 mai 1890. *Riforma med.*

CHARCOT. — Leç. clin. sur les malad. des vieillards et sur les malad. chroniques, 1800.

CHARCOT. — Des pneumonies chroniques. Th. de concours, 1860.

CHARLTON. — De la pneumonie chez les vieillards. Th. de Paris, 1848.

CHOMEL. — Dict. de médecine, 2ᵉ édition, t. XXV, p. 167.

COMBY. — Traité des maladies de l'enfance.

DAMASCHINO. — Des différentes formes de la pneum. chez les enfants. Thèse de Paris, 1867.

DIEULAFOY. — Manuel de pathol. interne, t. I.

DURAND-FARDEL. — Traité des malad. des vieillards.

Et. GOLAY. — Pneumonie du sommet droit avec coagula fibrineux des petites branches des veines.

FAUVELLE. — Formes clin. de la pneum. Th. de Paris, 1886.

GERMAIN-SÉE. — Traité clinique.

GÉRY. — De la pneum. des alcooliques. Th. de Paris, 1871.

GOIEZ. — Quelques particularités de la pneum. chez les enfants. Th. de Paris, 1873.

GRISOLLE. — De la pneumonie.

GUITERAS. — Pneumonie du sommet. Signes physiques anormaux. *Philadelphie med. Times,* 16 février 1878.

HAUREZARD. — Etude clinique sur les diverses variétés de pneum. Thèse de Paris, 1867.

HASILFAUD-HALL. — Pneum. du sommet chez un enfant de 3 ans. Troubles cérébraux intern⋅⋅. Guérison. Saint-Barthélemy, n° 3. *Hospital reports,* vol. II, 1875, p. 245.

HÉRARD et CORNIL. — De la phtisie pulmonaire, 1876.

HOOD. — De l'hémoptysie envisagée comme symptôme de la pneum. et plus spécialement de pneum. du sommet, 19 juin 1886.

HUCHARD. — Traité de la pneum. *Rev. génér. de clin.,* n° 16, p. 24, 1893.

IURGENSENN. — Art. *Pneum.* de l'encyclop. de Ziemmsen.

LAENNEC. — Traité de l'auscultation médicale.

LANCEREAUX. — Clin. méd. de la Pitié et Hôtel-Dieu, 79-97.

LANCEREAUX. — Dict. encyclop. Art. *alcoolisme.*

LAVERAN et TEISSIER. — Manuel de pathol. interne.

LACLAUTRE. — Difficultés du diagnostic de la pneum. au début, chez les enfants. Th. de Paris, 1896.

LÉPINE. — Art. *Pneumonie.* du dict. Jaccoud.

LESAGE. — Pneumonie du sommet. Th. de Paris, 1896.

MARFAN. — Traité de méd. Charcot et Bouchard, t. IV.

MOUTARD-MARTIN. — De la pneum. des vieillards. *Rev. méd.,* février 1844.

NETTER. — Contagion de la pneum. *Arch. génér. de méd.* mai, juin, juillet, 88.

NETTER. — Traité méd. Charcot et Bouchard.

PETRESCO. — Traitem. de la pneum. par la digitale à hautes doses *Rev. méd.,* 1893.

PETER. — Leçons de clinique médicale, 1877.

PIDOUX — Etude sur la phtisie, 1874.

RAT. — De la pneum. chez les vieillards. Thèse de Paris, 1895.

RENDU. — Traitem. hydrothérapique de la pneum. *Journal des Praticiens*, 1894.

RILLIET et BARTHEZ. — Traité des maladies de l'enfance.

ROBIN et TEISSIER. — Pneumonie des vieillards. *Gaz. méd.*, 17 mai 1890.

TROUSSEAU. — Clinique médicale.

VIRES. — Traitement de la pneumonie par la digitale à hautes doses. *Nouveau Montpellier-Médical*, t. X. 1900.

WOILLEZ. — Maladies de l'appareil respiratoire.

VU ET PERMIS D'IMPRIMER:

Montpellier, le 7 décembre 1900.

Pour le Recteur,
Le Vice-Président du Conseil
de l'Université,
Ferdinand CASTETS.

VU ET APPROUVÉ :

Montpellier, le 7 décembre 1900.

Le Doyen,
MAIRET.

SERMENT

En présence des Maîtres de cette École, de mes chers condisciples, et devant l'effigie d'Hippocrate, je promets et je jure, au nom de l'Être suprême, d'être fidèle aux lois de l'honneur et de la probité dans l'exercice de la Médecine. Je donnerai mes soins gratuits à l'indigent, et n'exigerai jamais un salaire au-dessus de mon travail. Admis dans l'intérieur des maisons, mes yeux ne verront pas ce qui s'y passe ; ma langue taira les secrets qui me seront confiés, et mon état ne servira pas à corrompre les mœurs ni à favoriser le crime. Respectueux et reconnaissant envers mes Maîtres, je rendrai à leurs enfants l'instruction que j'ai reçue de leurs pères.

Que les hommes m'accordent leur estime si je suis fidèle à mes promesses ! Que je sois couvert d'opprobre et méprisé de mes confrères si j'y manque !

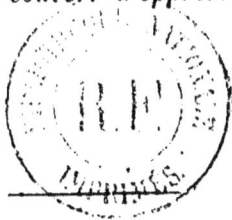

241

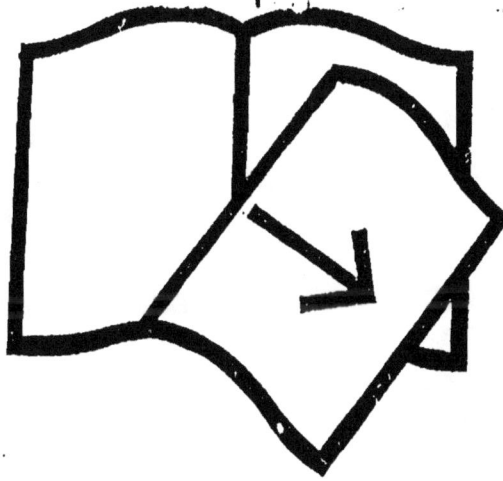

Documents manquants (pages, cahiers...)
NF Z 43-120-13

www.ingramcontent.com/pod-product-compliance
Lightning Source LLC
Chambersburg PA
CBHW030928220326
41521CB00039B/1257